JN164402

# 手術数20000超、最強心臓外科医が教える病気にならない自律神経の整え方

南 和友

GENTOSHA

# はじめに

私は心臓外科医としてこれまでに心臓や血管、肺の手術を2万件を超えるほど執刀してきました。その経験から病気にならないためには自律神経を整えなければならないと痛感しています。

たとえば、近頃は「暑くなると体がだるく、やる気が起きなくなり、寒い季節になると風邪をひきやすくなる」という人が多く見受けられます。そのような傾向にある人は体温の自動調節を担う自律神経の機能が落ちていることが多く、その状態が慢性化するといろいろな病気を発症します。

自律神経は体の生理的機能のホメオスターシス（恒常性）を保つのに欠かせないもので、その機能が低下すると、気温が上昇しても発汗して体温を下げることができなくなり、熱が体内にこもって熱中症になりやすくなります。逆に寒くなると体が冷えきってしまい、冷え性や、胃腸の動きが低下することによる便秘などの症状が起こりやすくなります。さらに、血管が収縮するので血圧が上昇します。

自律神経には仕事に集中するときや運動で体を鍛えるときに作用する交感神経と、映画や絵画を鑑賞するなどして体がリラックスしたときに作用する副交感神経があります。交感神経と副交感神経が相互に作用して体のホメオスターシスを保つように機能していますが、仕事ばかりに夢中になり睡眠時間が不足すると、交感神経の働きが過多となって高血圧や不整脈を発症します。それは動脈硬化の原因ともなり、深刻な病気につながります。

定年退職した人が何もせず家でブラブラしていると、交感神経への刺激がなくなり規律のある生活がくずれてしまいます。活気がなくなり、生きがいをなくしてしまうという例もよく見られます。それは副交感神経が優位となるからです。

また、仕事で神経を使ってばかりいて途中に休みを入れないでいると交感神経はマヒしてしまいます。リラックスして副交感神経を刺激すれば、集中力が増して仕事の能率も上がります。

自律神経における「閾値《いきち》が高い」とは、「外からの情報を刺激として取り込む受け皿が大きい」と言い換えることもできます。閾値がしっかりと上がっているのか、下がってしまっているのかを知るには、体の状態や反応を自分でよく観察することが大切です。

人は年をとるほど知識も増え、いろいろな体験をすることで閾値を上げることが可能です。そのような人は血管年齢が実際の年齢より若いことが明らかになっています。いくつになっても新しいことに挑戦したり、人の役に立つことに情熱を燃やしたりしている人は健康で長生きしています。

仕事で成功し名声や富を得たところで、健康を害してしまっては人生をハッピーエンドで締めくくることはできません。本書では自律神経の鍛え方をわかりやすくご紹介していますので、ぜひ、実践してください。

南　和友

手術数20000超、最強心臓外科医が教える
病気にならない自律神経の整え方

目次



## 第1章
## 暑さ・寒さに強くなると長生きできる

## 第2章

# 交感神経と副交感神経のバランスを整える

## 第3章
# 老いるほど自律神経はコントロールできる

## 第4章

# 健康寿命を延ばす生活習慣

装幀◆石間　淳
装画◆野田映美
DTP◆美創
本文イラスト◆宮下やすこ
編集協力◆神田賢人
協力◆ヴュー企画

第1章

# 暑さ・寒さに強くなると長生きできる

## 季節の変わり目に体調をくずすのは、老化と成人病の危険信号

私たち日本人は、季節の変わり目に体調をくずしやすいことを、日頃の経験から感覚的に知っています。

「季節の変わり目です。体調にはくれぐれもお気をつけください」という表現を目にされたり耳にされたりする方も多いでしょう。こうした表現が、時候のあいさつとして一般化しているのが何よりの証拠です。

しかし、どうして季節の変わり目には体調をくずしやすいのでしょうか？

そのことを医学的にきちんと理解している人は、案外少ないと思います。

たとえば、「季節の変わり目に体調をくずしやすいのはなぜか？」と聞かれたとき、多くの人が、「それは急に寒くなったせいだ」と答えます。

もちろん、それも原因の一つです。しかし、季節の変化は、気温が下がることだけではありません。

逆に、いままで寒い日が続いていたのに、急に気温が上がるという変化もあるのです。

気温が上がってくれば、体調をくずしにくくなると思われるかもしれませんが、そういうときにも、やっぱり風邪をひいたり、体力が落ちたりと、体調をくずしがちです。

ただ、それが寒暖差と関係があると気づいていなかったに過ぎません。

「季節の変わり目に風邪をひくのはある程度、仕方のないことだ」

そう思う方もおられるかもしれません。たしかに、これはあとで詳しく述べますが、風邪をひくのは人間の体のしくみからいっても、ある程度は必要なことです。

しかし、それをそのまま放っておくということは、体調をくずす根本的な原因を放置してしまうことになります。

その結果、季節の変化によるちょっとした体調不良に留《とど》まらず、脳梗塞《のうこうそく》やがん、不整脈等を発症するなど、深刻な病気になる危険もあります。

また、たとえはっきりとした病気の形となって現われなくても、食欲が低下したり、少し体を動かしただけで息切れがしたり、睡眠障害におちいったりすることもあります。

こうした状態が長く続けば、ゆくゆくは、深刻な病気へとつながるおそれもあるでしょう。

現代の日本は、男女ともに平均寿命が80歳を超える長寿国です。それだけに、脳や心臓の疾患をはじめとする深刻な病気にかかることは、人生の長い時間をつらく、不自由なまま過ごさなくてはならないことを意味します。心臓外科医として、私はそうした高齢の患者さんをたくさん診てきました。

そして、それらの経験を通じて感じたのが、日頃から病気を予防するための生活習慣を心がけるよう、できるだけ多くの方々に啓蒙することの大切さです。

不自由な体で長生きするよりは、晩年まで溌剌《はつらつ》とした老後を過ごすほうが、本人もまわりの人たちも、はるかに幸せなのはいうまでもありません。

**体が気温の変化に順応できないと体調をくずすのはなぜか?**

**なぜ気温の変化に順応しやすい体づくりをすると、重い病気にかかりにくくなり、老化も遅らせることができるのか?**

皆さんが実際に活き活きと健やかな熟年時代を過ごせるよう、これから、体のしくみと暑さ・寒さとの切っても切れない関係について、一般の方々にもわかりやすく説明していくことにします。

◆◆◆◆

# 暑さ・寒さを感じると、人の体はどうなる？

人間は、生命活動を維持するために体温を一定に保つ必要があります。

体温は、だいたい36～36・5℃が正常とされています。体温を一定に保つのは、食べ物を栄養素に分解したりエネルギーに変えたりするのに必要とする酵素が、それくらいの温度でもっとも活発に働いてくれるからです。

酵素の力によって食べ物を栄養素に分解したりエネルギーに変えたりするなど、生命活動に必要な化学反応のことを「代謝」といいます。日常でも「代謝がよい」とか「代謝が悪い」という言い方をするのではないでしょうか。

人間は36～36・5℃以上の体温でも、それ以下でも、代謝は低下してしまいます。代謝が悪くなれば、生命活動をうまく維持できないわけですから、文字通りの死活問題です。

また、体温が低下すると、血流が悪くなり、体の免疫力もいちじるしく低下することもわかっています。

免疫力とは、体の中に入ってきた異物を攻撃したり、排除したりする働きのことです。その働きを体の中で主に担っているのが、血液にたくさん含まれている白血球と呼ばれる細胞です。

白血球は、体の外から入ってくるウイルスや細菌などのほか、体の中で自然にできるがん細胞を死滅させるのにも活躍します。健康な人であっても、がん細胞は1日に5000個もできるといわれており、そのうちの一つでも免疫システムから逃れてしまうと、どんどん増殖していき、やがて本格的ながんを発病させてしまうのです。

たとえば、免疫力が10パーセント低下すると、わずか1日の間に約500個のがん細胞が増殖していく計算となります。

このように、体温を正常な状態で一定に保つことは、健康を維持し、長生きするうえで非常に大切なことなのです。

では、具体的に人間は、どのように体温を一定に保っているのでしょうか。

たとえば、体が暑いと感じれば、発汗したり血管を拡張させたりして熱を放出します。

逆に、寒いと感じれば、血管を収縮させたり体を震えさせたりしながら、熱の放出を抑えたり、発熱を促したりします。また、鳥のように毛を逆立てて空気の層をつくり、体の表面で断熱材に似た効果を作り出すこともあります。これがいわゆる鳥肌です。

こうした体温調節のための反応は、しかし、やっかいなことに自分の意志で自由にコントロールできるものではありません。

人間の体の中で体温調節の指令を出しているのは、脳の中の視床下部と呼ばれるところによってコントロールされている自律神経で、ここから、体が汗をかいたり、血管を拡張させたり収縮させたりするように指令を送っています。

自律神経はさらに、「交感神経」と「副交感神経」の2種類に分けることができます。そして、それら二つの神経は、互いに相反する働きを担っているのが特徴です。

交感神経は、さまざまな内臓に分布する末梢神経です。血管を収縮させて血圧を上昇させたり、心臓の拍動を速めたりすることで、体と精神の動きを活発にします。別名〝昼の神経〟といわれているのも、そのためです。

一方、副交感神経は、脈拍を遅くし、血圧や体温も低下させる指令を出す末梢神経です。この神経が活発なときは、体がリラックスした状態と考えてよいでしょう。そのためこちらには〝夜の神経〟という別名があります。

まとめれば、体温調節に重要な働きを持った、交感神経と副交感神経からなる自律神経がどれだけうまく機能するかで、私たちの健康状態は大きく違ってくるということなのです。

## 「風邪は万病のもと」は本当か？

体温をコントロールする機能の大切さについてもう一つ、「風邪」に対する私たちの体の反応を見ることで、実感していただきましょう。

私たちが普段「風邪」と呼んでいるのは「普通感冒」のことで、それ以外に「流行性感冒（インフルエンザ）」や「気管支炎」などを加えた「風邪症候群」を、広義の風邪と呼ぶこともできます。

その風邪に、冬になるとかかりやすくなるのは、原因となるウイルスが低い気温（15～18℃）と乾燥した空気（湿度40パーセント以下）の中で活発になるためです。一方、高温多湿を好む夏風邪というのもあり、咳《せき》や痰《たん》が多く出る冬の風邪に対して、こちらは発熱や頭痛、下痢、腹痛などの症状が特徴となっています。

いずれにしても、原因のほとんどはウイルスです。

「風邪は万病のもと」ということわざを聞いたことがあると思います。平安時代から伝わることわざで、風邪をひくと、それだけに留まらないで、さまざまな病気を引き起こすおそれがあるから、決して軽んじてはいけないという意味です。

実際、風邪をこじらせると肺炎を発症する場合が多く、ひどいときには肺不全に進行して命を落とすことにもなりかねません。

同様に、心膜炎や心筋炎を合併症として引き起こすおそれもあり、重症化すると心不全や不整脈へと発展する場合があります。

これらの、風邪から発展する重い病気も、多くは免疫力の低下によって重症化する傾向にあると考えてよいでしょう。

その意味でも、正常な体温を保ち、代謝や免疫力を高めることは必要です。そもそも、風邪をひくこと自体が、免疫力の低下によってウイルスに感染しやすくなっているためなのですから、風邪を予防するとは免疫力を高めることにほかなりません。

ただし、ここで注意していただきたいのは、風邪をひいたときの発熱には、きちんとした意味があるということです。

風邪をひいたときに発熱するのは、体温を上げて免疫を活性化させるためなのです。体の中にウイルスが侵入すると、視床下部が体温を高い温度に設定します。風邪をひいて悪寒がするのも、実はそのことによって筋肉を震えさせ、体の温度を上げるためです。

インフルエンザのような強いウイルスに感染したときは、よりいっそう免疫力を上げようとして、高熱を発することになります。

発熱をすると、解熱剤などを飲んで強制的に熱を下げようとする人がいますが、以上の理由から、むやみやたらと熱を下げてはいけないことがおわかりになると思います。

免疫力を上げて、体に入った異物（この場合は風邪のウイルス）と戦おうとしているのに、せっかくの免疫力を薬の力を使って弱めようというのですから、まったく理に適っていません。

解熱剤を飲む必要があるのは、39℃以上の高熱が長く続いて、体力の消耗が激しいときです。とくに熱が出始めたばかりの頃や、37℃を少し超える程度の微熱を抑えるために解熱剤を服用することはおすすめできません。

体の自然な免疫力がウイルスを撃退すれば、体温を調整する機能が体温を下げるという方向に働いて、平熱に下げてくれます。高熱が出たあとに汗をかくのは、体の熱を下げるために脳が発汗の指令を出したからです。

基礎体温には個人差があるので、普段から自分の平熱を測っておきましょう。発熱を感じたときは、平熱と比べたときの上り幅で、どれくらいの熱が出ているか判断することも必要です。

◆◆◆◆

## 現代に生きる私たちは、寒暖の差に弱くなっている？

これまでの説明で、人間の体を健やかに保つには寒暖の差をうまく調節することが必要で、また、そのためには「交感神経」と「副交感神経」からなる「自律神経」の働きがいかに大切なのかが、なんとなくわかっていただけたのではないかと思います。

ところが、現代に生きる私たちは、寒暖の差に対応しにくい環境で過ごすことを強いられています。その主な原因は、エアコンの普及です。

自律神経の大切な働きの一つが、体温調節機能であることは前に述べた通りです。たとえば、夏の暑い時期になると、私たちの体は副交感神経の働きが活発になって、血管を拡張させることにより体の熱を体外に放出しようとします。

しかし、公共の施設や乗り物の中は、エアコンの温度が相当に低く設定されているのが普通です。そのため、体温も低くなり過ぎてしまいます。

そこで、本来なら副交感神経が活動するところを、逆に体温が逃げないよう、交感神経が優位に活動して血管を収縮させてしまうのです。

血管が収縮すれば、血流が悪くなり、冷えなどの症状も招きやすくなります。

冷え症は、筋肉の量が少なく、もともと血管の拡張・収縮力が弱い女性に多いのですが、男性でも、上着を羽織るなど冷え症対策を怠ることで体調をくずすケースが増えています。

逆に冬は冬で、エアコンが常に快適な温度を保ってくれるので、自律神経を働かせて自ら体温調節をする必要がなくなっています。

部屋の中は暖房が効いているのに手足の先が冷たいとか、風呂から出たばかりなのに体が冷えてしまっているといった場合は、自律神経が乱れていると考えてよいでしょう。

## 生活習慣を見直せば、血管年齢が若くなる

冷え症は血流と大きく関係していますから、年齢とともに血管が衰えるにつれ、体が冷えやすくなることは、ある程度仕方がないことです。

しかし、血管年齢はかならずしも実年齢とは比例しないものです。

むしろ大きいのは、働きに出たり、遊びに出かけたりする機会が減ることで、外からの刺激がなくなり交感神経の働きが鈍ってしまうことです。

相対的に副交感神経が優位な状態となり、その結果、血管は開きがちとなります。すると、血液が体の末梢へと流れ、それとともに熱気も外へ出てしまいます。だから、体温が下がってしまうのです。

血液の流れが悪くなれば、心筋梗塞や脳梗塞といった重い病気をそれだけ発症

しやすくなるわけですから、自律神経の乱れが原因の冷え症を軽視すべきではありません。もちろん、動脈硬化があって血圧が高い人には降圧剤をはじめとする適切な薬を処方することも必要でしょう。動脈硬化は風邪のように自然治癒力でどうにかなるものではなく、まずは進行を遅らせる措置が大事だからです。

ただし、たとえ70代、80代であっても、血管年齢はもっと若いという人はいくらでもいます。

げんに私自身が、70歳を迎えたいまでも、血管年齢は50代を保っています。

血管年齢を測る基準は「血管の柔軟性」で、健康で若々しい血管は、ゴムのように弾力があります。年齢を重ねるにつれて血管が硬くなるのはある程度やむを得ません。しかし、実際には加齢以外の原因で動脈硬化が進むケースが多く、日本の場合はとくにその傾向が顕著です。それらの原因を遠ざけることで、血管年齢を正常値に戻し、さらにはもっと若返らせることも可能なのです。

血管が硬くなる原因としては、主に高血圧と悪玉コレステロールの増加が挙げられます。

血圧が上昇すると、血液の圧力で血管がもろくなってしまいます。血圧をコントロールする自律神経の乱れのほか、運動不足、飲酒・喫煙の習慣なども高血圧を招く因子と考えられます。

コレステロールは、体の中で細胞膜をつくったり、ホルモンの材料となったりする重要な有機化合物です。したがって、悪玉コレステロールと呼ばれているLDLコレステロールも、本来は体にとって不可欠なものです。

ただ、LDLコレステロールは粒子が小さいため、血管の壁に入り込みやすい性質があります。コレステロールが蓄積すると血管の壁が厚くなり、放っておくと、プラーク（粥腫《じゅくしゅ》）ができるなどして血管の内側が狭くなり、どんどん弾力が失われていきます。さらに血管の筋肉層（中膜）も酸素の供給が減るために硬くなってきます。

動脈硬化が進行すると、血流に対する血管の抵抗が増すため、さらに血圧の上昇を招きます。動脈硬化がひどく進行すれば、腎臓、肝臓、胃腸などの内臓機能低下を引き起こし、間接的には脳の血流に悪い影響を及ぼし、脳梗塞や認知症につながるケースもあります。

実年齢よりも若い血管をつくることは十分に可能です。そしてそのために大切なのが、食事や運動、睡眠といったさまざまな要素で成り立っている生活習慣なのです。

◆エアコンが効き過ぎた部屋で1日中過ごす。
◆ちょっとした体の不調ならすぐに薬で和らげる。
◆塩分や添加物がたくさん入った食事をとる。
◆あまり人と会わず、感動の少ない生活を送る。

このような生活習慣の人は、それを改善するだけで、血管を若返らせ、後天性疾患の大半ともいわれている生活習慣病を防ぐことができます。

◆◆◆◆

## 現代の女性は交感神経優位になっている＝男性化している!?

自律神経が乱れる原因は、ほかにもいくつかあります。

近年、とくに問題になっているのは、女性の〝男性化〟です。

もともと男性は、外に出てバリバリ仕事をする生活環境から、交感神経が優位に働く傾向があります。常に他人との競争にさらされ、精神的には興奮が長く続く状態です。

それに対して女性は、家を守り、子どもを育てる役割を長らく担ってきたため、生体内にエネルギーをためる作用を促進する副交感神経が優位に働く傾向が強いのが普通です。

しかし、社会が男女同権の意識を高めるにつれ、女性も社会進出の機会が増えてきました。

そのこと自体は素晴らしいのですが、男性と同じ働き方をすることで、本来は副交感神経が優位であるべき女性の体が交感神経優位となり、それが自律神経に悪い影響を与えています。

交感神経が優位になると、興奮状態が続き、男性ホルモンのテストステロンが活性化します。

そうなると、女性ホルモンのエストロゲンの分泌量が相対的に減りますから、女性なのに脛毛《すねげ》が濃くなったり、声が低くなったりと、〝男性化〟してくるのです。吹き出物や、体臭の変化なども、女性の男性化、すなわち自律神経が乱れているサインです。

男性と同じ働き方をするということは、仕事上のストレスや、不規則な生活、バランスのとれていない食事など、男性と同じ生活環境にさらされることを意味します。それによって女性の自律神経は、ますます乱れてしまいます。

交感神経優位になり過ぎた生活をずっと続けることで、熟年世代と呼ばれる頃には、女性らしい丸みを帯びた体型や、肌のキメ、艶などがすっかり失われていく可能性があります。

ただ長生きするだけでなく、活き活きと健康的に長生きしたいというのであれば、とくに女性なら外見の美しさだって健康の一部です。もちろん、ここでいう外見の美しさとは、目鼻立ちがはっきりしているかどうかではありません。いくら目鼻立ちが整っていたところで、肌がカサカサだったり、極端に太っていたりやせていたりすれば、少しも美しいとは感じられないはずです。

当然、そうした外見をしている人は、大きな病気にかかりやすいわけですから、その意味でも美醜を気にするのはとても大事なことなのです。だからといって、女性は男性のように外で働くべきではない、ということではありません。大切なのは、男性と女性とでは、自律神経の働き方に違いがあるという認識を持ち、女性にふさわしい心と体のケアの方法をしっかりと身につけることです。

先述したように、女性の体はもともと副交感神経が優位に働くようにできています。したがって、副交感神経が優位に働くのが正常な状態だといったほうがよいでしょう。

もし、女性が男性と同じように長年外で働くなら、そのぶん男性以上に副交感神経が優位に働くよう、生活習慣を改善する必要があります。

いまからでも遅くありません。就寝前のリラックス時間をできるだけ長めにとり、睡眠のリズムを一定に保つ工夫をしましょう。アルコールは男性ホルモンの分泌を促進するので、深酒は禁物です。栄養バランスのとれた食事を心がけ、なるべくストレスをためないようにします。

仕事以外に楽しめる趣味を持つことは、とくにおすすめです。忙しくて本格的な趣味を持てないという人でも、ちょっとした空き時間に散歩をするとか、友人と会っておしゃべりをするだけでも気分転換が図れ、よいストレス解消になるでしょう。

## 「年をとって感動することが少なくなった」と思っている人は要注意

男女間の違いを把握することも含め、代謝をよくし、血管力を高めるためには意識的に自律神経を鍛えることが大事です。ここでいう「意識的に鍛える」とは、交感神経と副交感神経をバランスよく働かせる方法を覚え、日々実践するということです。

交感神経と副交感神経においては、それぞれ反応が起きる強度や最小の刺激の量がある程度決まっています。この、反応が起きる強度や最小の刺激の量のことを、生理学では「閾値《いきち》」と呼んでいます。当然、閾値が高いほうが、活力がある＝代謝がよいといえます。

たとえばある人が、視覚、聴覚、嗅覚、味覚、触覚といった五感を使って何かに反応すると、交感神経を興奮させる神経伝達物質のアドレナリンが出て血圧が上昇し、活動的になります。

交感神経が活動的になれば、通常はそのあとに心地よいという感覚が続いていきます。これは副交感神経が働いているためで、このとき脳内には幸せホルモンのエンドルフィンが盛んに分泌されている状態です。

おいしいものを食べたときのことを想像してみれば、わかりやすいでしょう。「おいしい！」と感じたとき、その人の味覚が刺激され、アドレナリンがたくさん分泌されている（興奮している）状態ですが、そのあとに続く感覚は心地よさであり、この心地よいという感覚が、ようするに副交感神経の作用そのものです。血管が開いて、体はとてもリラックスした状態になります。交感神経が作用すると、副交感神経もそれに続いて作用するとはこういうことです。

先ほどは、女性が交感神経優位になり過ぎると男性化して自律神経のバランスをくずすと説明しましたが、それは交感神経だけが興奮して、快の感情が意識されない＝副交感神経がついてこないせいです。実は、副交感神経には意識的に働かせようとしないと、しっかり働いてくれないという性質があるのです。そこが、交感神経との決定的な違いです。

したがって、いくら交感神経が刺激されても、副交感神経がついてこなければ、自律神経全体としては活性化したことになりません。交感神経の閾値が高くなれば副交感神経の閾値も高くなる。逆に副交感神経の閾値が高くなれば、交感神経の閾値も高くなる。このように二つの神経のスパイラルな関係を保つことが、自律神経を活性化するための最善の方法なのです。

定年を迎えると仕事の緊張から解放されて、いったんは副交感神経が働いてリラックスした状態になるでしょう。これまでひっきりなしに働いていた交感神経をあまり使わずに済むからです。

しかし、そのままただのんびりと過ごしていたら、交感神経の閾値がどんどん下がり、結果的に副交感神経の閾値も下がっていきます。「年をとって感動することがめっきり少なくなった」と嘆いている人は、自律神経の閾値が下がった状態にあると思ってまず間違いないでしょう。

また、パチンコや競馬といったギャンブルにはまる高齢者も少なくありません。実際ギャンブルに夢中になっているときは、大きな刺激や満足感も得られるかもしれません。ただ、ギャンブルは大金を失う危険性も高く、長期的にみれば強いストレスの原因となる可能性があります。それでもっと大きな刺激を得ようとして、中毒症状を引き起こせばなおさら深刻です。

そのように考えると、やはり自律神経の閾値を高めるのには、ある程度の工夫と創造が必要ということになります。もっとも大切なのは、自律神経を刺激する内容の質をできるだけ高めることです。

たとえば私は音楽が好きなので、ドイツに住んでいた頃はオーケストラの演奏会に足しげく通いました。同じベートーベンの曲でも、演奏者が変わるとまったく印象が違ってくることも多く、そのたびに新たな発見の喜びを味わうことができます。繰り返し聞くことによって徐々に初期の感動は薄れてくるかもしれませんが、そのぶん、細かなパートがはっきり聞き取れるようになるなど、また新たな発見もあります。

これは「年をとって感動することがめっきり少なくなった」という閾値の低い状態とは、まったく意味が異なります。その対象に慣れてくるというのは、ある意味で閾値が上がっている証拠ですが、そこで満足せず、もっと閾値を高めようと意識すれば、何度だって、また何歳からだって、楽しめるものなのです。

◆◆◆◆

## 自律神経をコントロールして活き活き過ごそう

定年前は、男性も女性も多くの人が交感神経過多の状態です。定年後にその環境が一変して、のんびりできるようになった途端に意欲がなくなるのを「燃え尽き症候群」といいます。ずっと交感神経ばかり働かせてきたために、副交感神経がついてこなかったことが原因です。本来なら、めいっぱい交感神経を働かせたあと、リラックスできる時間や休憩を入れる習慣をつけていればよかったのですが、十分な休息をとらないまま、すぐまた交感神経を働かせる生活を長く続けていると、こういうことが起きます。意欲が湧かないだけでなく、自律神経の乱れから免疫力の低下、心筋梗塞やがんのリスクが高まる危険があるのですから、見過ごすことはできません。

では、副交感神経を活発にしようとひたすらリラックスすればいいかといえば、そうでもありません。定年後、交感神経を働かせない生活を続けていると自律神経の閾値がどんどん低くなってしまうことは、前に述べた通りです。

このような、いわば自律神経における〝負のスパイラル〟を避けるために必要なこと、それは、一生懸命に交感神経を働かせつつ、適宜、その成果を心地よく味わって、副交感神経も同時にしっかりと働かせる生活を心がけることです。

私の実弟が本を出版しました。弟は30年前にアメリカ・カリフォルニアにわたり東洋医療の鍼灸《しんきゅう》師として仕事に成功していますが、暇ができればサーフィンに興じ、いまではプロサーファーとの両立を図っています。彼は自分の生きざまを「挑戦的なスローライフ」と呼んでいますが、私自身がずっと実践しているライフスタイルと類似点が多くあります。

交感神経の閾値を高めながら、副交感神経の閾値も高める。免疫力と代謝を高めるには、この〝正のスパイラル〟が大切で、とりわけ高齢者には不可欠です。

副交感神経は意識しなければなかなかうまくスイッチが入らないのが普通ですが、その副交感神経も含め、自律神経をコントロールすることに意識的になって生活すれば、交感神経と副交感神経のスイッチの入れどころが自然とわかるようになってきます。

次章以降で、さらに詳しく自律神経と心身の健康との密接な関係について解説するとともに、医学的な知見や個人的な経験にもとづく自律神経の具体的な鍛え方についても紹介していくことにしましょう。

**第1章のまとめ**

- 活き活きと長生きするためには免疫力を上げることが大切
- 季節の変わり目に体調をくずすのは、免疫力低下の危険信号

コラム

# 医学の豆知識

**Q 暑くなると、熱中症が心配です。原因と予防法を教えてください。**

**A** 人間の体温は呼吸をしている息や皮膚の汗腺で調整されています。外気温が高ければ汗腺が開き、汗が出て体温を下げようとします。けれども、体の水分が不足してくるとそれができなくなり、体内の温度が上がってしまいます。その結果、体内で酸素が使われ過ぎて体がだるくなり、意識がもうろうとしてくるのです。

高齢者はのどの渇きに鈍感になってくるので、いっそう気をつけなければなりません。成人は1日に1〜1・5リットルの水分を摂取することを心がけましょう。

第2章

# 交感神経と副交感神経のバランスを整える

## なぜ自律神経が大切なのか？

前章で、私たち人間の体がバランスを保っているのは自律神経の働きのおかげだと説明しました。このことをもっと深く理解するために、「はじめに」でも述べましたが、「ホメオスタシス」という考え方を理解しておきましょう。

「ホメオスターシス」とは、人間の体を一定に保とうとする状態のことで、日本語では「恒常性」という訳語が当てられています。

前章で紹介した人間の体温調節機能は、その一つです。

人間が活動するのに最適な体温は36〜36・5℃（ほかの動物にもそれぞれ最適な体温があります）で、その範囲より低くても高くても、内臓がうまく働きませんし、体を活発に動かすこともできません。そこで、体温が高過ぎれば、汗をかいたり血管を拡張させたりして体温を下げようとします。逆に低過ぎれば、体をブルブルと震わせて、体温を上げようとするのです。

ほかにもホメオスターシスに関する例はたくさんあります。

私たちは驚くと心臓がドキドキしますが、そのままでは心臓に負担がかかってしまうので、脈拍を下げて心臓の鼓動を抑えようとします。

暴飲暴食をすれば、胃や腸が食べ物を十分に消化できないため、吐き気をもよおして胃が受けつけられないぶんを外に吐き出してしまいます。

運動をしたあとには、疲れてぐったりしてしまいます。これは、体が十分に休息し、エネルギーを回復できるまで、無理に動かないようにしているのです。

極端に太ったり、やせたりしている人は、ホメオスターシスが正常に働いていない状態にあるといえるでしょう。たとえば適正体重が60キログラムの人なら、多少上下することはあっても、ホメオスターシスのおかげで多少食べ過ぎたくらいなら燃焼や排泄《はいせつ》を高進するなどして適正体重を保とうとします。しかし、体が追いつかないくらいにカロリーの高い食べ物ばかりを食べていたり、運動不足だったりすると、太り過ぎてしまうのです。

日頃からカロリー過多な食事をとり、運動不足の人は、中性脂肪の数値が高くなるのはなぜでしょうか。それは、必要なエネルギー以上の栄養素をとると体温が上がり過ぎるため、それを防ぐためにエネルギーを一度に使わずに、中性脂肪として体内に蓄えるように調整する機能が働くためです。

このように、体の恒常性を保つホメオスターシスは、生命活動を正常に保つための大切な機能ですが、その働きの中で大きな役割を担っているのが自律神経です。自律神経は、内臓の機能を調節する働きと、内臓からの情報を中枢《ちゆうすう》神経系に伝える働きを持っています。

具体的には、主に次のような体の機能をコントロールしています。

◆循環

◆呼吸

◆消化
◆発汗・体温調節
◆内分泌機能
◆生殖機能
◆代謝

ここに挙げた体の機能はいずれも不随意で、感覚神経や運動神経に分類される体性神経系と違って、意志の力で調節することはできません。自分の意志とは関係なく、そのときどきの体調の変化を情報として読み取り、機能する神経系です。たとえば、心臓は自分で動かそうと意識しなくても、「自律的に」動いて、血管に血液を送り出しています。

もし、体の機能のすべてをいちいち自分の意志で動かさなければならないとしたら、人間は一時も休まることができないでしょう。そのかわり、自分の意志で制御できないのですから、栄養や休息といった、体に入ってくる外からの情報の

| | 交感神経 | 副交感神経 |
|---|---|---|
| 心拍数 | 高進 | 低下 |
| 腸管蠕動 | 低下 | 高進 |
| 消化液分泌 | 低下 | 高進 |
| 瞳孔 | 散大 | 縮小 |
| 気管 | 弛緩 | 収縮 |
| 膀胱 | 弛緩 | 収縮 |
| 血糖値 | 上昇 | 下降 |

側を調節しないと、自律神経に負担がかかり過ぎたり、乱れたりするという難しさもあるわけです。

自律神経にはさらに、主として体の働きを活性化させる交感神経と、抑制させる副交感神経の2種類があるということもすでに説明しました。これら二つの神経は、一つの臓器に対して拮抗的に働くことが多いのも特徴です。これをわかりやすくまとめると、上表のような関係が成り立ちます。

心拍数は、交感神経が優位な状態で高まり、副交感神経が優位な状態では抑制されます。心臓という一つの臓器を、交感神経と副交感神経という二つの神経系が支配しているわけです。たとえば、スポーツ競技を行なうような興奮した精神状態では、交感神経が優位となり、心拍数は上昇します。呼吸運動が増して酸素がたくさん取り込まれ、副腎髄質からアドレナリンが分泌されます。逆に就寝前などの安静時には、副交感神経が優位となり、心拍数が下がって呼吸運動は抑制されます。血管も拡張し、体は安静します。血管（動脈、静脈、毛細血管）自体も交感神経と副交感神経の支配を受けていて、交感神経が優位になれば収縮して血圧が上昇し、副交感神経が優位になれば拡張して血圧が低下します。

腸管蠕動《ぜんどう》とは、体内に取り込まれた食べ物を、腸が一定方向（肛門《こうもん》側）に動かすために行なわれる運動のことです。これも自律神経に支配されていて、副交感神経が優位になる就寝前から就寝時にかけて活発になります。消化吸収を促進し、排泄物を生成することで、翌朝以降の活動にそなえるわけです。

消化液の分泌も、副交感神経が優位のときに促進されます。ストレスを感じた状態で食欲がなくなるのは、副交感神経が優位になりリラックスしたときでないと、胃腸が食べ物をきちんと消化できないからです。

人間の瞳孔は、直径2〜8ミリメートルの間で大きさが変化します。ちょうどカメラの絞りと同じで、暗い場所では大きく、明るい場所では小さくなりますが、明暗とは関係なく、より多くの視覚情報を得るためにも瞳孔は大きくなる性質を持っています。活発な活動を行なうために交感神経が発動されているわけです。

血糖値は高過ぎると動脈硬化が進行し、狭心症や脳梗塞、心筋梗塞を引き起こすおそれがあります。そこで、食後に血糖値が上がれば、血糖値の変化を読み取った副交感神経が、すい臓を刺激してインシュリンを分泌し、血糖値を下げます。逆に血糖値が下がり過ぎると、脳の機能低下が起こります。これを避けるために、交感神経はすい臓を刺激してグルカゴンを、副腎を刺激してアドレナリンを分泌させて血糖値を上げます。

このように、多くの臓器や体の機能は交感神経と副交感神経の二重支配を受けています。

◆◆◆◆

## 薬に頼ることで、かえって病気が治りにくくなることがある

ホメオスターシスは、体のあらゆる機能を適正に保つために必要な働きであるだけでなく、体調をくずしたり、病気になったりしたときにも大きな役割を果たします。

胃潰瘍《いかいよう》の例で考えてみましょう。胃潰瘍は、胃の粘膜が強酸である胃酸の刺激に耐えられず、ただれる症状です。

通常なら、食べ物を食べた際に胃酸が分泌されて消化を助けてくれるのですが、暴飲暴食をした場合や、ストレスがかかったときなどに粘膜保護作用が低下して、このような症状が生じます。

そんなとき、たとえ本人が症状を自覚していなくても、また、医学的な知識を

持たなくても、体が「何となく食欲が湧かない」という状態になるものです。

つまりこれが自律神経の働きによるもので、体のためには食事をとらないほうがよいという判断を自動的に行ない、実際に食欲を落とすことで症状を和らげてくれるのです。

通常、食事をするとすい臓が働いてペプチドホルモンの一種インシュリンが分泌されるため、血糖値が下がります。血糖値が下がれば食欲が出て、もっと食べたくなり、そのぶん胃酸も出てしまいます。

胃潰瘍の人が、健康なときと同じだけの食事をとり続けると、胃酸も通常通りに分泌されてしまうため、胃の粘膜はますますただれ、悪化してしまいます。

自律神経が正常に働いてホメオスターシスが保たれていれば、そこまでいく前に食欲を抑えるので、自然と回復します。そのうち胃の粘膜も正常に戻るので、食欲が出てきますし、食べても胃がただれることはありません。これがいわゆる自然治癒力です。

胃潰瘍というはっきりとした病名がつく場合は、たいてい、この自然治癒力がうまく働いていないものと考えてよいでしょう。

初期の胃潰瘍では、絶食をして胃酸を出さず、粘膜の回復を早めるという人為的な治療方法をとります。

ただし、長期間絶食していては体力がもたないので、回復がみられなければ胃酸を抑える薬を投与しながら少量の食事をとることになります。

もっと悪化した場合には、胃潰瘍の部分を外科的に取り除くという方法をとらなくてはなりません。手術と自然治癒では、その後の生活に与える影響が変わってくることはいうまでもないでしょう。

もちろん、胃潰瘍の程度によっては手術を行なわず、薬だけで治療する方法もあります。胃酸の分泌を抑える効果のある薬を処方してもらえばたいていは回復するので、医師に相談しながら正しい治療方法をとることは大切です。私自身も一人の医師として、できるだけ適切な処置をするよう心がけています。

しかし、いまも述べたように、せっかく人間には自然治癒力という素晴らしい能力がそなわっているのです。手術や薬に頼らないで済むのなら、それに越したことはありません。

むしろ、薬に頼ることでかえって病気が治りにくい体になってしまう場合があります。たとえば、擦り傷を負って体に菌が入ったとします。このとき体は侵入してきた菌を殺そうとして、血液中の白血球が活動を始めます。傷口が膿《う》んでいるのは食べられた菌やそれを食べた白血球が残骸となっているためで、それもやがてかさぶたができ、元通りになるのが普通です。

ところが、菌をすぐに殺そうとして抗生剤を使うと、自然治癒力を発動する前に菌が死ぬため、自分で治そうとする力が弱ってきてしまいます。抗生物質はほかの細胞が炎症を起こす可能性があるので、それを防ぐための抗炎症剤を使うのが一般的ですから、その影響で患部の血流が減少するおそれもあります。そうすると、自然治癒力はますます後退していくのです。

人間の体は、怪我、病気、精神的な不調のいずれに対しても自然治癒力を使って治そうとしています。それを無視してやたらと薬に頼れば、せっかくの能力を弱めることになります。

まずは自然治癒力を高めることを優先し、それだけでは十分な回復が望めない重病や緊急性の高い病気のときに、初めて現代医学の助けを借りると考えるべきでしょう。

## アレルギーとは免疫力が過剰になってしまった状態のこと

人間には体や心のバランスをとろうとする働き＝ホメオスタシスがそなわっています。その中で重要な役割を担っているのが自律神経だということは当然のことながら、自然治癒力も自律神経の働きが鍵を握っています。

体内に入り込んだ菌を殺し、免疫機能にも関与しているのは白血球の中の顆粒《かりゅう》球《きゅう》とリンパ球と呼ばれる細胞ですが、これらはどちらも自律神経からの命令で活動するしくみを持っています。

顆粒球は、好中球《こうちゅうきゅう》、好酸球《こうさんきゅう》、好塩基球《こうえんききゅう》の総称です。そのうち好中球は細菌を捕食する役割を担い、好酸球は寄生虫を攻撃したり、アレルギーを抑制したりする働きを持っています。好塩基球はアレルギー反応を引き起こすと考えられています。顆粒球の多くは好中球で、全体の50〜70パーセントを占めています。顆粒球の数を増やし、活発化させるのは、具体的には自律神経のうちの交感神経です。ばい菌が体内に入ると、顆粒球が飲み込むようにして殺し、感染を防いでくれます。ただし、殺菌力が強く、そのせいで正常な細胞まで損傷してしまう可能性を持っているところはデメリットです。

殺菌作用があまりに強く働き過ぎると、顆粒球が放出する活性酸素によって血管を傷つけてしまい、血管の傷ついたところに脂肪やコレステロールが付着することで動脈硬化を引き起こすおそれもあります。

これに対してリンパ球は、菌に対する抗体を作り出す役割を担っています。体内に菌が侵入すると、リンパ球はまず、その菌（これを抗原と呼びます）が体に害をもたらすかどうか調べます。

そして、必要に応じてタンパク質を抗原に合った形に変化させ、抗原が体内で活動できないように包み込んでしまいます。抗原を包み込んで自由を奪うタンパク質が、いわゆる抗体です。

一度侵入してきた菌のことは、リンパ球が後々まで覚えていて、次にまた同じ菌が入ってきてもあらかじめつくっておいた抗体を発動させますから、症状が軽くて済みます。

まわりに炎症を起こしてしまうくらい強力な殺菌力を持つ顆粒球に対し、まわりに害が及ばないように取り囲んで自然に菌の力が弱まるのを待つのが、リンパ球の特徴といえるでしょう。

また、リンパ球にもいくつか種類があって、その中のＮＫ細胞（ナチュラルキラー細胞）と呼ばれるリンパ球は、ウイルス感染した細胞やがん細胞をやっつける作用を持っています。しかし、過剰に働くとやはり正常な細胞まで傷つけてしまうおそれがあります。

交感神経が優位になると増える顆粒球に対し、リンパ球は副交感神経が優位だと増えるのも特徴です。

そう考えると、殺菌力の強い顆粒球が多過ぎても、即効性の低いリンパ球ばかりが活動していても体にとって不都合であることがわかります。どちらの細胞もバランスよく働いてくれるのが、体にとってもっともよい状態です。

つまりこれによっても、自律神経の交感神経と副交感神経がバランスよく機能することが、健康な体を維持する大切な条件となっていることがわかります。

体の中に侵入してきたウイルスや細菌に悪さをさせない抗体のしくみや働きのことを免疫力といいますが、この免疫力が過剰になってしまった状態がアレルギーです。典型的なのが花粉症です。スギやヒノキなどの花粉が飛散する季節になると、くしゃみ、咽頭部の異物感や目のかゆみ、頭痛などの症状が出る人は、花粉を異物と見なして過剰な免疫反応を示しているのです。

肌に塗るクリームで手が真っ赤になり、激しいかゆみをともなうといった症状を起こす人は、異物と見なされたクリームを撃退するためにヒスタミンという物質をたくさん出し、これが炎症を起こしてかゆみを引き起こしていると考えられます。

心臓外科医である私はドイツで多くの心臓移植を行なってきました。ドナーの心臓を移植された患者さんの体には強力な拒絶反応が起こります。それはたとえば目にゴミが入ったときのようなものです。リンパ球がいち早く異物を認識してそれを体外に排除しようとするので、目が充血してかゆくなるのです。

小さなゴミに比べると何百倍も大きな心臓が体に入るわけですから、相当な拒絶反応が起こることはおわかりいただけると思います。それを防ぐために、何種類かの免疫抑制剤を投与して、移植された心臓を異物と認識させないようにしなければなりません。

## ストレスと生活習慣の乱れが免疫力を低下させる

自然治癒力は人間にそなわった、生きていくために何よりも必要なパワーであるといっても過言ではありません。自然治癒力の主な源は免疫力であり、その免疫力を高めるために、顆粒球とリンパ球を働かせるのが自律神経です。

自律神経がうまく機能しなければ免疫力が低下するわけですから、その原因を知っておくこともとても大事です。

自律神経の乱れとは、交感神経と副交感神経のバランスのくずれと言い換えてよいでしょう。一方の神経が優位になり過ぎてしまうと、もう一方の神経の働きが抑制されます。夜、本来ならぐっすりと眠って体力を回復すべきときに眠れないのは、副交感神経がうまく働かないせいです。

交感神経と副交感神経のバランスがくずれる最大の要因は、何といってもストレスです。適度なストレスは心身に刺激を与え、活力につながる可能性もありますが、度を越したストレスは交感神経を優位にすることはあっても、副交感神経を優位にすることはできません。その結果、十分な休息がとれず、血圧が上昇したまま、体温調節がうまくできないなどの症状を示すことになります。この状態が長く続くのがいわゆる自律神経失調症です。その多くが現代のストレス過多の生活から、交感神経を過剰に働かせることが原因といわれています。自律神経失調症の症状には人によってさまざまなものがあり、ほかにも吐き気や多汗、全身のだるさ、頭痛、肩こり、手足のしびれ、動悸《どうき》、不整脈、めまいなどに悩む人もいます。

人間の体は、細胞レベルでは常に壊れ、再生しています。人間の細胞が一人当たり60兆個とすると、そのうち6000億～8000億個の細胞が毎日壊れ、また同じだけ再生しているのです。

胃を例に考えてみましょう。胃炎を発症した胃の粘膜が損傷すると、食物が十分に消化されないため胃酸が食道まで上がってきます。それが続くと食道はただれ、食道炎を起こすのですが、体はそうした不調を治すため、細胞を再生しようとします。ところが、そのときの数千個の細胞のうち、300〜500個ほどは正常な胃の粘膜細胞とは異なる細胞（異形細胞）を生み出します。そして、その最たるものが、がん細胞となります。

そこで本来ならリンパ球の中のNK細胞がこうした悪い細胞を殺そうとするのですが、ストレスがたまり交感神経過多になると、そうはいきません。副交感神経も不自然に過多となって胃酸をどんどん分泌し、がん細胞以外の細胞まで傷つけてしまうのです。その結果、ますます異形細胞やがん細胞が増え、そうなるとNK細胞の活躍も追いつきません。

自律神経がバランスをくずすもう一つの原因は、生活習慣の乱れです。

自然なバイオリズムからいえば、「日の出とともに起床し、日が沈んだら眠

## 自律神経の1日の周期

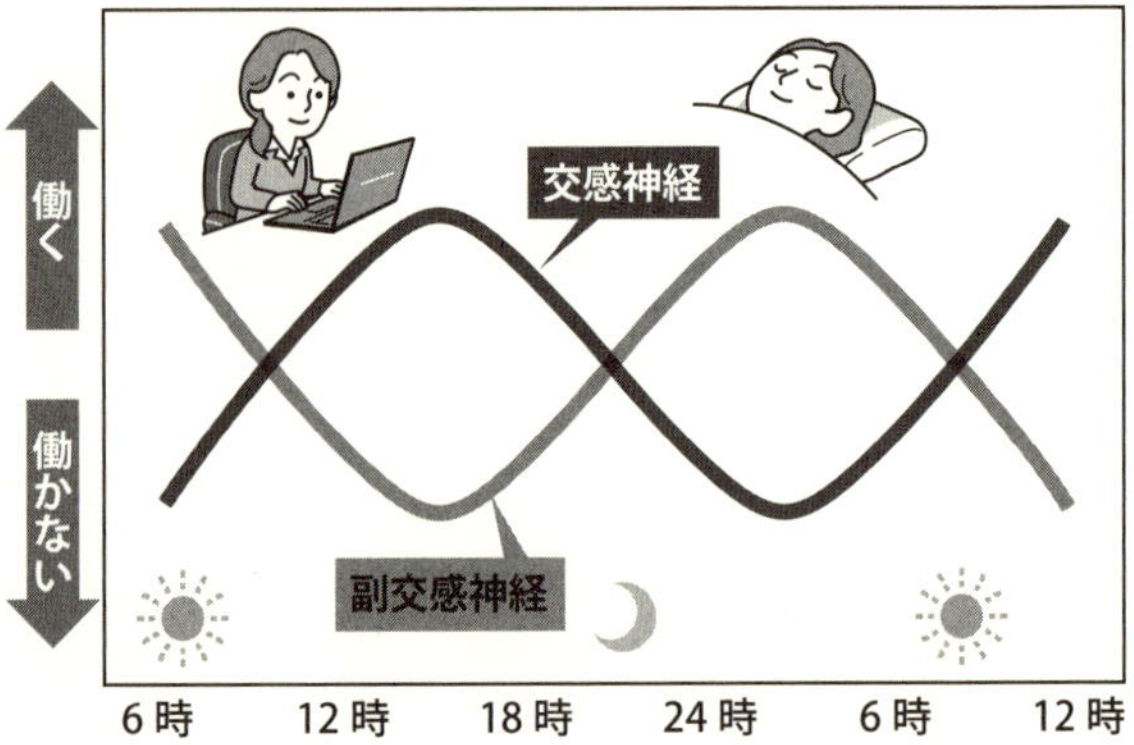


交感神経と副交感神経は、それぞれ１日の生活状況に合わせてバランスを変化させながら機能する傾向を持っている。本来人間が活動しているべき時間帯には交感神経が優位になり、その後の休息が必要な時間帯には副交感神経が優位になる。

る」のが人間本来の在り方です。

交感神経が優位になるのは基本的に昼間で、副交感神経は体が休息へと向かう夜間や食事の際に優位になる傾向にあります。この自然の法則に反して夜更かしや昼夜逆転の生活をし、食事時間も不規則な生活を長年続けていると、その影響は確実に自律神経の乱れとなって現われます。

現代人の多くは、体のリズムに合わせた生活の大切さを犠牲にしながら生きているようにみえます。

やりたいこと、やるべきことを優先するのは悪いことではありません。しかし、その結果健康を犠牲にしていては、優先したいものも優先できなくなります。

◆◆◆◆

## 運動後の心拍数や汗の量で体のバランスを知る

交感神経と副交感神経をバランスよく働かせることで、あらゆる身体機能が高まります。バランスをよくするには、第1章で解説した自律神経の閾値を高める努力を重ねることが大切です。自律神経の閾値が高まれば、活力が湧いてきて、毎日の生活にやる気も出てきます。やる気が出てくれば、さらに交感神経と副交感神経のバランスがよくなっていきます。

自律神経における「閾値が高い」とは、「外からの情報を刺激として取り込む受け皿が大きい」と言い換えることもできます。閾値がしっかりと上がっているか、下がってしまっているのかを知るには、体の状態や反応を自分でよく観察することが大切です。

たとえば、ジョギングやウォーキングなどの運動をしたとき、1分も経たないうちに心拍数が上がって心臓がドキドキするようなら、交感神経の閾値が下がっている証拠です。

気温が急激に上がったとき、吹き出すような汗をかいてしまう人も同様です。交感神経の閾値が低いことで、副交感神経もすぐに刺激されて汗腺が開くのが原因です。

ちょっとしたことですぐに感動して涙が流れてしまう人は、一見感受性が強いといえそうですが、実はそう楽観することもできません。副交感神経の閾値が下がっているせいかもしれないのです。

涙もろさと併せて、何となく気力が湧かない、元気が出ない、脱力感が抜けないといった状態にある人は、自律神経の乱れを疑ったほうがよいでしょう。

自律神経の閾値が高い人は、よい意味で「神経の図太い人」といえます。閾値が高ければ、すぐに限界に突き当たることがありません。多少の困難ならあきらめることなく、それを乗り越える強さを持ち合わせているのが、自律神経の閾値が高い人なのです。

閾値が低い人はいつも心配事が多く、悩みがちです。そして、そのことがまた交感神経を過剰に刺激して、余計に気持ちが落ち着かない心理状態に陥り、それがさらに続けばイライラした気分からうつ病へと発展してしまうおそれもあります。

自律神経が乱れてちょっとした運動にも息が上がってしまう、何となく気力が湧かない、といった人は、64ページで紹介した自律神経の1日のリズムに沿った規則正しい生活を送り、栄養バランスのとれた食事を適切な時間に食べるだけでも、自律神経の閾値は確実に上がっていくものです。交感神経の閾値が上がれば活動的になり、副交感神経もついてくるため、さらに意欲が湧き上がってきます。

ただし、十分に閾値が高いといえるような状態には、1週間や2週間程度で到達するものではありません。ここでいう十分に閾値が高いとは、体調レベルにまで反映されてこそいえることです。

たとえば、サウナに入ったあと水風呂に浸かっても、自律神経の閾値が高い人なら冷たさに交感神経が過剰な反応を示すことはありません。交感神経だけが働く状態だと体の中の熱を外に出さないように毛穴を締め、その結果鳥肌が立ってしまうのですが、閾値を高めれば、毛穴を締めず、熱が放出されるのをかえって気持ちよいと感じるようになるのです。

最初はつま先をつけただけで飛び出してしまうところから少しずつ慣らしていくことで、その刺激が自律神経の閾値を高めるためによいトレーニングとなります。私自身の経験からいうと、膝や腰のあたりまで入れるようになるまでに2週間くらいはかかるでしょうか。そうやって徐々に慣らしていくうちに、やがては水の中に座って浸かったり、潜ったりすることもできるようになります。

ウォーキングも、サウナの水風呂の要領と同じで、続けているうちに少しずつ体が慣れてきます。初めは外に出るのも億劫《おっくう》だった人も、少しずつ距離を延ばしていくうちに、血の巡りがよくなる気持ちよさを覚え、多少の距離ならそれほど汗をかかなくなります。まわりの景色や新鮮な空気を味わう爽快感を意識できるようになる頃には、着実に閾値が上がっているはずです。この意識を毎日少しずつでもいいですから、心にしっかりと刻み込んでいきましょう。自分の体と対話しながら、自律神経のバランスと閾値の高低を実感することを、最初の出発点にしてください。

◆◆◆◆

# 風邪をひきにくくなり、おいしく食事ができるようになるには？

自律神経を鍛える具体的な方法については、第4章で詳しく紹介しますので、ここではその結果、どのようなメリットがあるのか列挙してみましょう。一つ一つの効果はそれぞれバラバラに現われるわけではありません。自律神経の閾値を高めるという一つの目的が、あらゆる健康増進と結びついていきます。

## ◆風邪をひきにくくなる

風邪は、鼻やのど、気管支などの粘膜表面から、鼻水や痰などの水分が大量に分泌されて炎症を起こした状態です。原因はウイルスからの感染が多く、全体の80パーセント以上を占めますが、同じウイルスに触れた人の中でも感染する人と感染しない人がいるのは、免疫力に差があるからです。自律神経を整えて免疫力を高めれば、肺炎などの二次感染による重い合併症を引き起こす可能性も低くなります。

### ◆食欲が減退せず、おいしく食べられる

消化吸収を促進するのは副交感神経の働きによるものです。精神的なストレスや身体的なストレスが強くかかっていると、交感神経が過剰に働いて食物を摂取したいという生理的な欲求が低下します。また、食欲不振を招く疾患として、慢性胃炎や十二指腸潰瘍、風邪、がんなどを発症している可能性もありますが、自律神経が鍛えられている人なら、そうした食欲不振の原因となる疾患にかかる確率も低くなります。

### ◆心房細動などの不整脈が起こりにくい

心臓の一部を構成する心房は、心臓の外に血液を送り出す心室に対し、その心室に血液を送り込む部屋と捉えることができます。心房細動とは、その心房が速く不規則に拍動した状態です。正常な心臓なら安静時に毎分60〜100回拍動しますが、心房細動になると心房の拍動数が毎分300回以上になります。

心房細動自体は生命をおびやかすほどの重症ではありません。しかし、少し体を動かしただけで心臓がドキドキし、階段の上り下りをするとすぐに疲れるのが特徴です。また、心房細動からさまざまな合併症を引き起こす可能性があり、そちらはもっと深刻な事態となりかねません。

たとえば心不全は、弁の機能不全や心筋梗塞後などにも起こりますが、心拍数が高い状態が長く続いた結果、心臓の収縮機能が低下すると発生しやすい疾患です。心房細動中は心房の収縮が速く不規則なため、心房の中の血液の流れるスピードが低下します。血液がスムーズに流れなくなれば、心房の中で血液が固まり、それが血栓となって血管を詰まらせる危険もあります。そのような血栓が血液とともに流れて脳まで飛び、脳の血管を詰まらせてしまうと、今度は脳梗塞を引き起こします。

脳梗塞の原因の15パーセントが、心房細動による血栓といわれていますから、こうした重症疾患を発生させないためにも自律神経を鍛えることはすべての人に必須といえます。

## ◆がんを発症しにくい体質になる

人間の体内で、がんのもとになる異形細胞が毎日5000個つくられていることは、すでに説明した通りです。この異形細胞の増殖力が、白血球の中のNK細胞（ナチュラルキラー細胞）が異形細胞を食べるペースよりも勢いを増すことで、がんを発症すると考えられています。

もし、交感神経が優位になって血液循環が悪くなれば、血液中にある白血球が十分体内を巡ることができません。言い換えれば、交感神経と副交感神経のバランスがとれていれば、ＮＫ細胞の出動がスムーズに行なわれ、異形細胞ががんとなって猛威をふるう前に抑え込むことができるというわけです。

あまりに増殖力が強く、悪性度が高いがんは、抗がん剤の使用もやむを得ないというのが外科医である私の立場ですが、抗がん剤を使用する、しないにかかわらず、まずは自律神経を鍛えることががん細胞には有効です。予防の観点からいえば、なおさら必須といえるでしょう。

## ◆糖尿病を予防できる

糖尿病は血液中の血糖値が上がり過ぎて血管が損傷する病気です。毛細血管だけでなく太い血管にも影響を及ぼし、網膜症、腎症、神経障害といった重い合併症を引き起こす可能性があります。

女性より男性のほうが糖尿病の発症率が高いのは、一般に男性のほうが交感神経過多の傾向があるためです。交感神経を緊張させるとアドレナリンの一種であるカテコールアミンが分泌されて、糖分をエネルギーに変えるインシュリンが抑制されてしまいます。これが、血液中の血糖値が上がる主な原因です。

外で働く男性は、昼食にラーメンや丼ものなど炭水化物の多い食事をとる傾向にあり、また付き合いでお酒を飲む機会も多いため、いっそう血糖値が上がりがちです。適度な運動を行ない、バランスのとれた食事をしっかり味わうことで、副交感神経の作用が促進されますから、少なくとも後天的な糖尿病の予防には有効です。

## ◆うつ病になりにくい

うつ病は、抑うつ気分、意欲・興味・精神活動の低下、焦燥、食欲低下、不眠、悲しみや不安が長い期間続くといった症状を示す精神障害の一種です。精神的ストレスや身体的ストレスが重なるなどして、脳の機能障害が起きている状態です。自殺者の多くがうつ病であるとの統計も出ています。強いストレスがかかると交感神経が過剰に働きますから、逆にいえばそうした状態を避け、交感神経と副交感神経をバランスよく働かせることが、うつ病を予防する最適な方法といえます。

## ◆認知症が防げる

認知症は、記憶障害や、時間や方向の感覚が失われたり、失語、計算能力の低下となって現われたりする認知障害の一種です。もっとも大きな原因は加齢で、85歳を超えたあたりから発症率が急激に高まっていきます。しかし、早い人では65歳未満で発症するケースもあり、その場合は若年性認知症と呼ばれ、これも深刻な問題となっています。いずれにせよ、歳をとって交感神経の閾値が下がることにより、頭は確実にボケてくると考えられます。

定年後でも、新しいことに挑戦したり、芸術や自然に触れたりして、交感神経をどんどん刺激しましょう。

◆◆◆◆

# テレビを見ながら、といった「ながら食べ」が食べ過ぎを招く

健康維持において食事はとても大切な要素です。また、味覚を刺激することは自律神経を働かせるという点でも重視すべきでしょう。

だからといって、食べたいものを、食べたいだけ食べればいいというものではありません。食事の際は、塩分とコレステロールのとり過ぎを避けてください。過剰な塩分の摂取は、血液中の塩分を薄めようとして（浸透圧を下げようとして）、腎臓を酷使します。腎臓に負担がかかれば今度は尿の量が減るので、尿の量を増やすためには血圧が上がることになります。

コレステロール値が高くなるような食事を続けていけば、血管の内側（内層）がどんどん厚くなっていきます。その結果、血管の細いところが詰まってしまい、

これも血圧の上昇につながります。そして、血管が高い圧力に耐えようとして動脈硬化が起こります。脂っこいものをまったく食べないのも、エネルギー不足を招くおそれがあるので避けるべきですが、とくに高齢者は控えめにするべきでしょう。

とはいえ、若い頃から続けている食習慣は、なかなか変えられるものではありません。塩分の多い、脂っこい食べ物は、脳内の快楽物質を誘発しやすいことから、依存性が高いといわれています。また、自然の味覚を人工的に模した化学調味料は、脳に直接刺激を与えるため、これも依存しやすいという特徴を持っており、空腹でもないのにその食品を求めてしまうという現象を引き起こします。

こうした食品でも、瞬間的においしいと感じてしまえば、副交感神経が働いてその「おいしい」という記憶が脳内に深く刻み込まれます。そのため、同じような塩分の多い、脂っこい食べ物をまた欲してしまうのです。

こうした悪循環を避けるためにも自律神経に意識を向けることが大切です。塩分や脂っこいものを食べてばかりいると、血流が悪くなるので頭痛などの不定愁訴や体のだるさを感じます。こうした症状は自律神経の乱れと関係があるという知識があれば、自ら原因に気づき、自然といまの自分に必要な栄養を欲することでしょう。必然的に、栄養バランスのとれた食事を心がけるようになります。

顔が青白く、むくみ気味という人は、血流が悪く、体の中にたまっている毒素が肝臓や腎臓でしっかりろ過されていない可能性があります。典型的なメタボリックシンドロームの特徴なので、いつも脂の多い肉ばかり食べている人は、鏡で自分の顔色をチェックしてみてください。

体によいからといって、同じものばかり続けて食べるのも好ましくありません。いくらそれ自体が体によくても、栄養バランスをくずせば、結局は自律神経の乱れにつながります。

それよりも、いろいろな食品を少しずつ、バランスよくとるほうが、味覚や嗅覚、触覚をフルに使うので自律神経を整えるうえでも有効です。

テレビを見ながら、新聞を読みながら、といった「ながら食べ」はしっかりと味わわずに口に運んでいるだけなので、お腹はいっぱいになっても満足感には結びつきません。それでつい食べ過ぎれば、消化も悪くなります。

同様に、夜遅く食事をとるのもNGです。食べるという行為は、交感神経を刺激しますが、夜遅く食べると副交感神経が優位になっているため、無理に交感神経を刺激することになります。これでは副交感神経を優位にして消化液の分泌を促進することができません。

ゆっくり噛んで味わえば、そのぶんだけ副交感神経が働く時間も長くなりますから、早食いも避けてください。

以上のような食べ方を守ったうえで、夕食は、寝る3時間前には終えていたほうがよいでしょう。できれば午後6時には食べ始め、7時には食べ終わりたいところです。朝、昼の食事に比較的ボリュームを持たせ、夜を軽めにすれば、朝型の生活に切り替えやすくなります。

◆◆◆◆

# 副交感神経を整えると肌がきれいになる

生活習慣を改善し、予防的な健康維持に努めるメリットは、単に体の内側が健康になることだけではありません。とりわけ女性にとって、見た目の美しさは健康でいることと同じくらい切実な願いであるはずです。化粧や髪型である程度美しさを演出することは可能でしょう。しかし、真の美しさとは、健康で活き活きとした体があってこそ初めて実感できるものだと私は考えています。

どんなに着飾っても、いつも疲れてやつれた表情をしていたり、吹き出物などで肌荒れがひどかったりすれば、本当の意味で美しいとはいえません。

その点、自律神経を整えるという健康法は、やる気が出てくるため表情が活き活きと魅力的になるのに加え、美肌効果も十分に期待できます。

とくに美肌にとって鍵となるのは、副交感神経です。副交感神経が働いているときは血管が拡張して血流がよくなっている状態なので、栄養や酸素が全身の肌に届きやすくなっています。そしてこれが、美肌を作り出す基本的な効果です。

毎日スキンケアをしていても肌荒れが治らない人は、自律神経の乱れを疑うべきでしょう。自律神経が整うと腸内環境が整い、睡眠の質も高くなりますから、そうした総合的な効果で、どんどん肌が若返ります。

ホルモンバランスの肌への影響も見過ごせません。ホルモンバランスの乱れはストレスやそれにともなう不眠が原因になることが多いのですが、閉経に向けて女性ホルモンのエストロゲンが減少し始める40代後半ぐらいからは、更年期障害という問題も起きてきます。エストロゲンは卵巣から分泌されるホルモンで、排卵の調子を整えるホルモンです。卵胞ホルモンと呼ばれるのもそのためですが、このエストロゲンが皮膚に対しては皮脂腺の分泌を抑制する働きを持っています。また、コラーゲンの合成を促進させるため、肌の保護機能も高まります。

## 「異性から愛されるときれいになる」は本当？

「幸せホルモン」とも呼ばれる物質にセロトニンがあります。これは脳幹にあるセロトニン神経という神経細胞が分泌する脳内物質で、ホルモンのように体内に分泌されるものではありません。ですから、正確にはホルモンではないのですが、脳内に分泌されて体に作用する点では、ホルモンに近い働きをする物質です。

セロトニンが幸せホルモンと呼ばれるのは、これがたくさん分泌されると、脳の働きが活性化され、心地よさや幸福感が得られるからです。ほかにもさまざまな作用があり、その一つが自律神経の安定です。交感神経と副交感神経の切り替えがスムーズになり、昼間は交感神経が優位であっても、夜にはちゃんと副交感神経が優位になるため、穏やかな眠りにつくことができます。そのサイクルがしっかりとできていれば、昼間は頭が冴えて表情はすっきり、姿勢がよくなる効果もあるのでその人の魅力が増すことは十分に考えられるでしょう。前項で解説したように、自律神経が整えば血行がよくなるので美肌効果も期待できます。

このようによいことずくめのセロトニンですが、その分泌量を増やすには笑ったり楽しい体験をしたりすることが有効だといわれています。それが好意を持った相手と過ごす楽しい時間なら、なおさら効果が期待できるでしょう。セロトニンが増えれば魅力的に見えるようになるという意味では、たしかに「異性から愛されるときれいになる」といえそうです。

もちろん、セロトニンの分泌を促す条件は恋愛の充実だけではありません。笑うだけでも効果がありますし、できるだけストレスの少ない生活を心がけることも大切です。また、太陽光を浴び、運動をして気持ちよい汗をかくのも有効です。自律神経を整える方法とほぼ同じですが、自律神経の作用とセロトニンの作用との間には密接な関係があるのですから当然といえるでしょう。

◆◆◆◆

## 一つのことだけを続けるのではなく、さまざまな刺激を組み合わせる

交感神経の閾値を高めるためには、趣味や運動を行なったり、味覚や嗅覚などの五感を刺激したりすることが大切です。しかし、忙しい人や高齢者は、何か一つやりたいことを見つけたら、それで安心してしまうことが多いのではないでしょうか。

たしかに、忙し過ぎて職場と自宅を往復するだけの生活や、定年を迎えて何もかもやる気をなくした状態でいるよりは、何か一つでもずっとやるほうがまだよいでしょう。しかし、自律神経の閾値は一朝一夕で高まるものではありません。一つのことを続けていただけでは、その環境が失われたり、ペースを乱したりした瞬間に、もろくくずれてしまいます。

たとえば、スポーツに打ち込んでいる人は、その方法で自律神経の閾値を高めてはいますが、それ以外の感性の部分はあまり磨かれていないかもしれません。もっと違った分野のことにも興味の範囲を広げたら、相乗効果でさらに自律神経の閾値が高まる可能性が広がりますし、そうやって整えられた自律神経は、簡単にくずれたりしないのです。

私はこれを、ピラミッドを積み上げるイメージで捉えています。エジプトのピラミッドが４０００年以上経ったいまでも揺るぎないのは、いろいろな種類の石を、複雑に組み合わせながら積み上げているからです。

ちょうどそれと同じように、交感神経と副交感神経も、さまざまな刺激を組み合わせることで、さらに揺るぎないものとなるでしょう。

私がすべての人に旅行をおすすめするのは、行ったことのない場所に行けば行くほど新しい刺激が増えて、そのぶんだけ自律神経が確実に鍛えられるからです。

ドイツでの暮らしが長かった私は、海外を旅する楽しさと自律神経に与えるよい影響を誰よりも理解しているつもりですが、日本国内でも同様の刺激はたくさん得ることができます。

帰国後、最初に院長として就任した病院が群馬に位置した関係から、県内で行っていない場所はないくらいたくさんの景勝地を回りましたし、北海道にもスキーをしに足を運ぶなど、40か所以上は旅行したでしょうか。

倉敷の美術館で見たセザンヌは、ルーヴル美術館で見たセザンヌとは違う印象を持っていることを知りました。ルーヴル美術館にしか訪れていなければ、このような発見も感動も味わえなかったでしょう。

両方の美術館に足を運ぶという多様な経験をしたからこそ、一度の経験では得られない感動を得ることができたのです。

小説を読んで感動したら、作者が生まれ育った土地や作品に描かれた場所を調べ、実際に訪ねてみるのもよいでしょう。そうすることで、活字を目で追っていただけではわからなかった物語の背景がより深く理解できるようになり、いっそう大きな感動を得られるかもしれません。

**第2章のまとめ**

- 自律神経を整えるには正しい生活周期を心がけることが大切
- 新しい経験を積むことで自律神経はさらに強くなる

コラム

## 医学の豆知識

**Q 自律神経失調症について教えてください。**

**A** 交感神経と副交感神経のバランスがくずれた状態を指します。

体に興奮や緊張状態が起きれば交感神経が刺激され、脈拍数が上がり、血圧も上昇します。それに対してリラックスをした状態では副交感神経が刺激され、体は休息モードに入ります。

交感神経が副交感神経より強く刺激される時間が長く続くと、イライラ、睡眠不足、注意散漫が生じます。交感神経の刺激が下がり、それに連れて副交感神経の閾値も下がってくると、意欲が衰え元気が出ず、それが高じるとうつ病の精神状態になりかねません。

# 第3章

# 老いるほど
# 自律神経は
# コントロールできる

◆◆◆◆

## 老化を左右するのは年齢ではなく循環器系

心身の健康は日頃の生活習慣をいかに整えるかが鍵となります。したがって、健康に気を遣う生活を始めるのに、早過ぎるということはありません。若いうちから意識的に自律神経を整えてきた人ほど、いつまでも活力に満ち溢《あふ》れた状態を保つことができるでしょう。

それは間違いないことなのですが、そういうと、「私は60歳になるいままで、ずっと働きづめでした。生活は不規則だったし、食生活も健康的とはいえません。こんなボロボロの体では、もう元に戻ることはできないんでしょうね」などとため息をつく人がいます。

がんや糖尿病など深刻な病気のおそれがある人は、専門医の診断を受けてすぐに適切な治療を受ける必要があるでしょう。その際には、少しでも体調を整え、体力維持に努めることと治療はセットと考えてください。

そうでない人は、その年齢まで生きてこられたわけですから、ある程度健康な体の持ち主です。昔は人生60年といわれていました。現在、それ以上長生きしているならば、それほど無茶な生活は送ってこなかったということでしょう。ですから、これから生活習慣を改めれば、もっと長生きすることは可能です。

深刻な病気にかかっている人であっても、そうでない人であっても、あるいは年齢が若い人であっても、後期高齢者と呼ばれる75歳以上の人であっても、健康維持に努めるべきなのです。

「いまから始めてももう遅い」ではなく、「思い立ったら即実行」という意識を持つことが大切です。自分自身の健康年齢や人生の残り時間が気になりだしたその日から始めても、決して遅いことはありません。効果はかならず現われます。

といっても、残念ながら時計の針を元に戻すことはできませんから、30代や40

代の体を取り戻せるわけではありません。

しかし、最低限、いまの健康状態を維持していけばいいのです。免疫力を落とさないようにしたり、関節や筋肉が硬くなって動かなくなることを防いだり、血管の劣化を防いだりすることを目標に、これからの生活を考えてみましょう。

とくに、最後に挙げた血管、より大きな枠組みでいえば血管系とリンパ系を含む循環器系ですが、これらが老化のほとんどを左右するといっても過言ではありません。

つまり、年齢という単純な数字以上に、循環器系の健康状態が若さを測るバロメーターになります。

そして、その循環器系の機能をコントロールしているのが、第2章でも説明した自律神経です。

自律神経を整えるにはコツがいりますが、それは睡眠や運動、食生活、あるいは精神的な活動など、さまざまな要因が複合的に作用しているからです。

そう考えると自律神経を整えるのはたしかに大変そうですが、しかし、自律神経を整える生活を実現しやすいのは、実はある程度年齢を重ねた人なのです。

仕事や家事、子育てが一段落した熟年以降の世代は、それまでと違って時間に余裕ができます。また、いろいろな経験があるために、若い人たちより感受性が豊かになっていて、新しいことを始めても感動の閾値を高めやすい状態にあるといえます。

そうした年齢を重ねた人ならではのメリットを活かすことができれば、しめたものです。自律神経の働きを高める努力が、若いとき以上にうまく実を結ぶ可能性だってあるのです。

◆◆◆◆

## 血管の疾患は「破れる病気」と「詰まる病気」の2種類に分けられる

人間の体の生命線である血管の疾患は、主に「破れる病気」と「詰まる病気」に分けられます。

人間の体には心臓から出て首から背中に向かってカーブを描き、お腹までつながる1本の大きな動脈が走っており、これが大動脈と呼ばれる血管です。大動脈は人体の中でもっとも太い血管で、直径は2〜3センチメートル。その大動脈からつながっている中動脈は、下は腰から大腿まで、上は上腕、首まで走っている血管です。それより細い直径数ミリメートル以下の血管は、小動脈と呼ばれています。大動脈〜中動脈〜小動脈とつながっている血管はそこから脾臓《ひぞう》、胃腸、肺といった各臓器につながり、それから筋肉、皮膚などで微小な毛細血管となり、最後に静脈へとつながっていきます。

これらの血管のうち、大動脈で起こりやすいのが「破れる病気」です。なぜ大動脈に起こりやすいかといえば、血管の分岐部や屈曲している場所に乱流が起き

血液循環の模式図

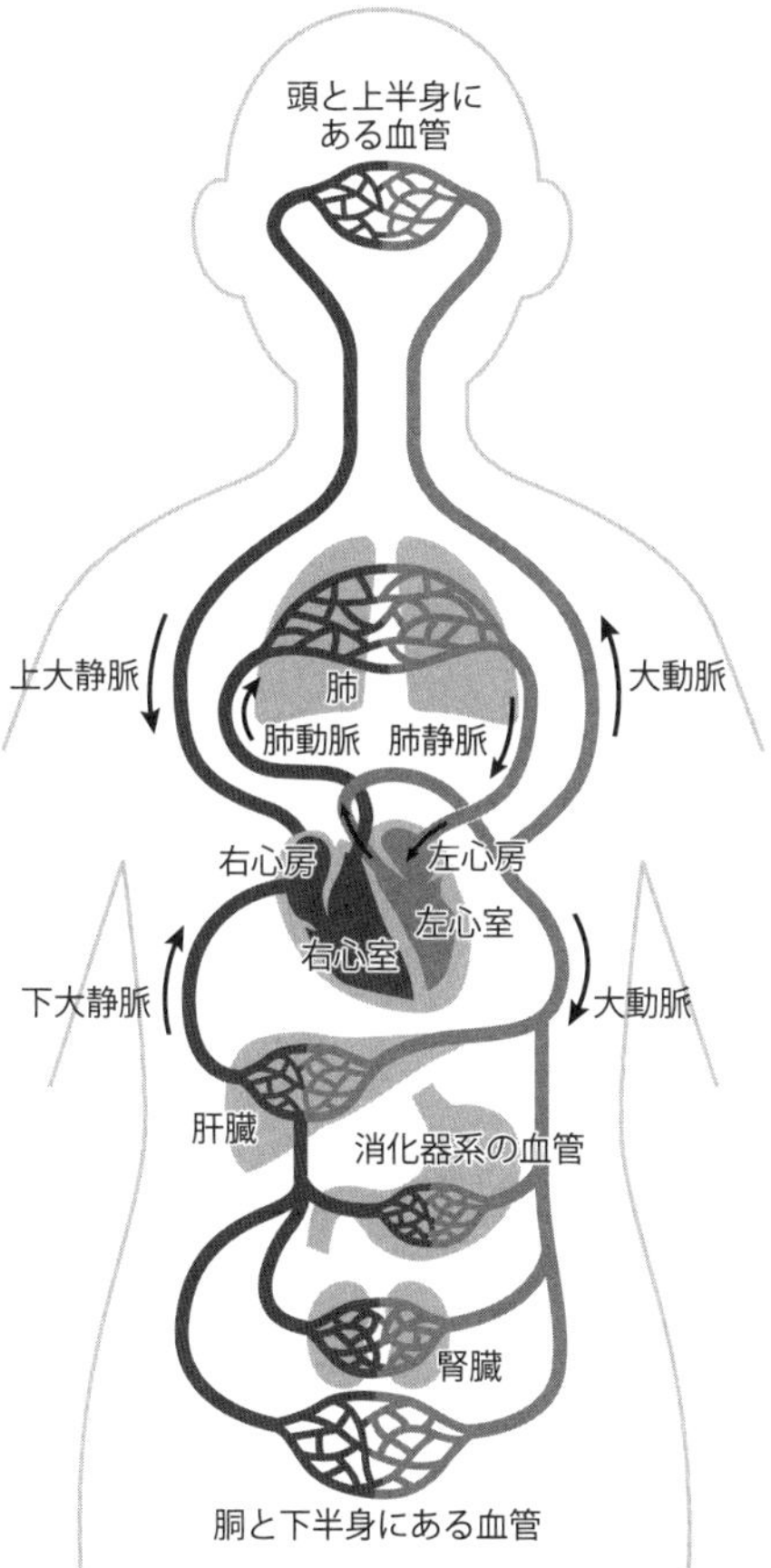

やすく、それによって血管壁の硬さ（弾性）が不均一になりやすいからです。

血管の硬さが不均一だと、柔らかい部分に血液が一気に流れ込み、圧がかかり過ぎて膨れ出します。つまりこれが動脈瘤《りゅう》です。さらに動脈硬化が進めば、血管が伸縮するごとに血管壁を薄くし、弱めてしまいます。動脈瘤は一度できてしまうと自然に小さくなることはありませんから、気づかないうちにどんどん膨らんで、やがて破裂します。大動脈の直径が5センチメートルを超えると、破裂のリスクは相当に高いといえるでしょう。

試しに、仰向けに寝て自分のお腹を触ってみてください。動脈瘤のある人は、ボッボッと鼓動を感じるはずです。ただし、肥満の人は感じにくいので、鼓動を感じないからといって安心はできません。大動脈瘤はそれまで自覚症状がなくても、破裂すると急激に腹や腰の激痛が起こり、そうなると緊急手術が必要です。

一方、中動脈・小動脈で起こりやすいのが「詰まる病気」です。血管が詰まる原因の多くは動脈硬化ですが、高コレステロールや高脂肪の食事のせいで血液がドロドロになっている場合にも起こります。

血管が詰まりやすいのは血管が分岐する部分で、とくに総頸《そうけい》動脈、外頸《がいけい》動脈、内頸《ないけい》動脈は動脈硬化を起こしやすく、それらにできた血栓が脳に飛ぶと脳梗塞を引き起こします。腹部大動脈から大腿動脈、下肢動脈にかけても同じように詰まりやすく、足の痛みやしびれ、放置すると壊死《えし》などが起こります。

日本人の動脈硬化は、昔から高血圧型が多いのが特徴でした。血圧が高くなると血管壁の弾力がなくなり、もろくなります。しかし、近年は欧米型の食生活が日本人の間でも一般的となり、欧米人に多く見られる高脂血症型の動脈硬化も増えています。こちらのほうが細い血管が詰まりやすく、脳梗塞や心筋梗塞のリスクも高いので、高血圧型の動脈硬化よりもいっそう気をつけるべきでしょう。高脂血症が原因の病気も自覚症状がなく、それでいて生命に危険を及ぼす危険性が高いので、とくに食事法で善玉（ＨＤＬ）コレステロールを増やしていくことが大切です。

◆ ◆ ◆ ◆

## 気づかない間に進行していることも!?
## 隠れ初期症状のチェックポイント

ほかにも血管の劣化が原因の重い病気にはさまざまなものがあり、しかもその初期症状は自覚しにくいものが多いのでやっかいです。だからこそ日頃の生活習慣を改善して、できるだけ病気を遠ざける必要があります。

さらに、万一のために、隠れ初期症状のチェックポイントを知っておきましょう。血管に関する病気と、そのチェックポイントを挙げますので、参考にしてください。

### ◆脳卒中

脳卒中とは、脳梗塞と脳出血の総称で、血管が詰まるのが脳梗塞であるのに対し、血管が破れるのが脳出血と覚えておきましょう。脳卒中患者のおよそ75パーセントは脳梗塞を発症しています。

小脳梗塞は、血管内膜に生じた血栓やコレステロールの破片が小脳に至る血管を詰まらせる病気です。小脳が詰まるとバランス感覚がくずれるので、歩いていてつまずくことが多くなったり、自転車に乗ったときうまくバランスがとれなくなったりしたら、この病気を疑ってみるべきでしょう。

### ◆不整脈

心臓には、洞結節という場所があり、そこから出た電気シグナルに反応して心臓が収縮します。この心臓の中の電気の乱れを総称して不整脈と呼んでいます。

とくに多いのは心房が高速でけいれんするように動く心房細動で、心原性心筋梗塞のほとんどは心房細胞によって引き起こされています。

心房細動の原因としてはストレス、水分不足、不摂生などが挙げられるので、週に1度くらいのサイクルで、ストレスのせいで暴飲暴食してしまう人や、水分摂取量が1日1リットル以下という人は要注意です。

### ◆狭心症・心筋梗塞

狭心症も、心筋梗塞の前兆として気をつけたい症状の一つです。冠動脈の血流が動脈硬化などで滞り、心筋（心臓の筋肉）へ供給される酸素が不足するために起こる一時的な胸の痛みや圧迫感のことですが、階段を昇ったらかならず痛みや不快感をともなうなど、症状を起こす行動や状況がわかっているものは安定狭心症です。いつ起きるかわからない場合は不安定狭心症といって区別します。広範囲に及ぶ胸の痛みが数分間続くときは、狭心症の可能性があります。

また、心臓の動きが悪くなると疲れやすくなり、代謝が落ちるので、食生活を変えていないのに最近6か月で2キログラム以上太ったなどという場合も、狭心症の隠れ症状かもしれません。

冠動脈が詰まった場合、心筋は大きなダメージを受け、心筋梗塞（壊死）が起こります。その時点で約1／3の人は心停止で亡くなります。いわゆる急性心不全の大半はこれが原因です。発作後、比較的短い時間（ゴールデン・アワーと呼ばれる4時間）内に病院に運ばれ、詰まった血管を拡げて血流を再開できた場合で、後遺症なしにほぼ正常な生活ができる人は1／3、残りの人は心機能が低下し、以前のような正常な状態には戻らないことも少なくありません。

### ◆肺血栓塞栓症（エコノミークラス症候群）

飛行機の狭い座席に長時間座ったままでいると発症しやすいことからエコノミークラス症候群の呼び名が広まりましたが、正式には肺血栓塞栓症といって、血栓が肺動脈に詰まる症状です。肺動脈が詰まると肺の機能が低下して全身に十分な酸素が行かず、右側の心臓が肺動脈に血を届けようとして急激に収縮することで心筋虚血や不整脈が起こり、最悪の場合心停止が起こります。

狭い座席でなくても、1日中座っていることが多く、ほとんど運動しない人はこの症状を起こすリスクが高いといえます。

隠れ症状として現われるのは、血栓が肺に飛び、肺動脈が塞がれたときに起きる息苦しさや咳です。また、下肢に大きな血栓ができると、それが肺に達して動脈を塞いでしまうおそれもあるので、足のむくみや腫れを見つけたときも、肺血栓塞栓症を疑ってみる必要があります。

## ◆腎動脈狭窄症

腎動脈は、腹部大動脈から枝分かれして二つの腎臓に血液を供給している血管です。腎動脈狭窄症《きょうさくしょう》は、それが狭くなって血流が少なくなる症状で、腎機能が低下するため血液透析が必要になるケースもあります。

50歳を過ぎて急に高血圧症になった人や、高血圧の薬を飲んでいるのに血圧が下がらない人は、さらに詳しい検査を行なうべきでしょう。

### ◆レイノー症候群

レイノー症候群は、寒冷時に急激な血液循環の悪化を引き起こし、小動脈が発作性の収縮を起こす現象のことです。原発性と続発性の二つに分類され、明らかな原因がない原発性の発症者の多くは自律神経が失調している若い女性です。続発性のレイノー症候群は、関節リウマチや動脈硬化など原因を特定することができます。

冷水に手や足をつけたとき、指先の色が蒼白や紫、赤色などにはっきり変わるようなら、レイノー症候群の可能性があります。

## 健康診断は必須、ただし過信してはいけない

「最近の健康診断ではどこにも異常がなかったのに、突然心筋梗塞になった」

そんな状況に首をひねる患者さんを何人も見てきました。

会社勤めをしている人は、年に1回健康診断を受けます。自営業の人や定年を迎えた人の中には、市町村が実施する健康診断を受ける人も多いでしょう。

健康診断を受けて、その結果に問題がなければ安心、国が決めた検査だから信用してよいだろうというわけでしょう。

ところが、これはただの思い込みに過ぎません。

たとえば、健康診断では異常がなかったのに、食後に血液検査をすると中性脂肪の数が異常で、脂質異常という症状を示すことがあります。これは「食後高脂

血症」といって、中性脂肪を分解するリポプロテアーゼという物質の働きが弱っていることが原因です。健康な人と比べて心筋梗塞などの心臓病のリスクがおよそ3倍といわれています。

また、バリウムを飲んで胃や腸のレントゲン検査をしても、見つけられるのはかなり進行した末期がんだけです。

健康診断の日が近くなると急に節制し始める人もいます。たしかに血液検査の結果はよい場合があるので、一見健康であるかのように錯覚してしまいます。しかし、それ以前からずっと不摂生をしているような人だと、血管の内壁にプラーク（粥腫）ができているというのはよくあることです。直近の健康診断では異常がなかったにもかかわらず、突然心筋梗塞で倒れてしまったという患者さんには、こういう人がたくさん見受けられます。

ですから、私はどこでお話しするときにも、決して健康診断を過信しないよう注意を呼び掛けています。もちろん血液検査によってわかることもありますから、無駄とはいいませんが、血管の状態をより正確に把握するためには、CTやMRIといった高度な画像撮影やABIといったドプラ検査の技術が不可欠です。脳の血管の動脈瘤や詰まりなどの異常を発見するには、MRIを用いる必要があります。人間ドックでCT検査を受けたという人でも、全身を撮っていない場合があるので、そうなると狭い血管の異常は見落とすことになります。

ですから私は、60歳未満なら5年に1度、60歳を超えた人には2~3年に1度、循環器系の特定検診を受けることをおすすめするようにしています。

循環器系疾患のリスクを正確に知るためには、次に挙げる検査項目のチェックが必要です。

◆血液検査……代謝系の値と腎・肝臓機能、血液の栄養・感染状態のチェック
◆胸部レントゲン……心臓の大きさ、形の把握、肺の異常陰影
◆心電図……心筋梗塞、心筋炎などのリスクチェック、不整脈

◆負荷心電図……負荷をかけたときの心臓の動きから不整脈や心不全を調べる
◆エコー検査（心臓超音波検査）……弁の働き（迷流・狭塞）、筋肉の肥厚具合、血液の拍出量の測定
◆頸動脈・下肢動脈エコー、ドプラ検査……詰まりやすい動脈に血栓がないかチェック
◆ＡＢＩ計測……上下肢の血圧差を測り、体の上下左右での動脈硬化の有無を調べる
◆ＰＷＶ計測……心臓の拍動が四肢に到達する時間の測定（動脈硬化の進行度チェック）
◆眼底検査……ドプラ検査では測れない細かい部位で動脈硬化をチェック
◆肺機能検査……肺気腫、肺線維症、気管支喘息の有無を確認
◆全身ＣＴ検査……体の断面図から狭くなった血管や動脈瘤がないか探す
◆心臓ＣＴ検査……冠動脈の走行異常や狭塞の有無を１ミリメートル単位で検査

◆心筋シンチ……心臓の虚血が疑われた場合に、血液の活用具合を測るオプション検査

以上のような特定検診（心臓・血管ドック）を受けるのが難しいのであれば、既往症などを考慮しながら、リスクの高そうな項目だけでもチェックしてもらうとよいでしょう。かかりつけ医を持てば、自分の健康状態が経過とともにすべて記録されているので、小さな症状を見逃すリスクもそのぶん減ります。

◆ ◆ ◆ ◆

## 病院のブランドより、医者自身の実績を見きわめる

健康に長生きしたければ、よいかかりつけ医を持つことも鉄則の一つです。かかりつけの医者（ホームドクター）なら、自分の健康状態が既往症や手術歴など、これまでの経過とともにすべて把握してくれているからです。

しかし、かかりつけ医といっても一般には「誰がよいのか、その選び方がわからない」という人も多いでしょう。よくわからないから、とりあえず有名な大学病院や大きな病院にかかろうという発想は理解できないことではありません。けれども、知名度のある病院だからといって、あるいは大学教授だからといって、かならずよい治療ができるとはいえないのです。

日本の医者が医療の現場で一定の評価を受けるためには、大学で研究論文を書

いて教授まで昇進することが最善のコースだと考えられています。

一方、私が知っているドイツの例でいえば、外科医が大学病院の教授や大病院の部長になるには、手術がうまいことが絶対の条件です。私自身、ベテランの先輩医師の指導を仰ぎながら、たくさんの手術を経験しました。その間、何千という回数の手術をこなしても、途中でうまくいかないことがあり、1万例経験してもまだ何らかの苦い思いを経験しています。そのような失敗がまったくなくなるまでには、2万例もの手術経験が必要だったのです。

それに比べて日本の心臓外科医は、多くても3000例ほどしか手術を行なないません。中には数百例というケースもあり、これはドイツなら大学卒業後、6～8年くらいでこなすべき数に過ぎません。500例ほど手がけて、ようやく本格的な医者としてのスタートを切ります。論文の数で評価される日本とは大違いです。

当然、日本では大学教授だからといってすぐれた治療ができるとは限りません。

大切な医者選びにあたっては、まずこのことをしっかりと頭に入れておきましょう。それぞれの医者には専門があります。何を専門としていて、どんな症例をどれだけ経験してきたかを見きわめることのほうが、肩書よりもはるかに大切なのです。病院からの情報開示は限られていますが、いまはインターネットもありますし、そうした評判はかならず伝わるものです。

また、評判がよいからといって、何でも大病院で診てもらおうという考え方は感心しません。医療費というのは、国の保険料から支払われています。患者さんの自己負担もありますが、財源の約5割は国民の税金です。軽症でも大きな病院で診てもらおうとすれば、設備もスタッフもそれなりの規模と数を動かすことになり、膨大な医療費がかかってしまいます。

これからますます高齢化社会が進む中、病院も医者も医療費も限られたものであるという自覚がないと、本当に高度な医療を必要としたとき、十分にそれを受けることができないでしょう。

ドイツでは、保険証をかかりつけ医に預けておかなければならないので、緊急の場合以外はかかりつけ医の元へ足を運びます。そこで、大きな病院での処置が必要かどうかの判断もされるので、医療費の節約につながるのです。

現在の日本ではかかりつけ医に保険証を預けるというシステムがありませんから、自分でかかりつけ医を持つという意識で探すしかありません。医者に診てもらうのは、病気になってからでは遅過ぎますから、病気になる前から定期的に通える地域の病院や医院に健康状態をチェックしてもらうのが理想です。病気に関する情報を医者任せにせず、自分でも知識を身につけて質問し、アドバイスを求めるようにしましょう。

日本では病院間の連携はできていますが、医者間のネットワークができている例がまだまだ少なく、その点については医療業界全体の課題といえますが、それでも名医と呼ばれる医者はかならずいますし、専門に特化したクリニックでは積極的に紹介システムを設けているところもあります。

東京にある半蔵門胃腸クリニックの掛谷和俊院長は胃腸や肝臓・胆のう・すい臓といった消化器系の専門医ですが、自分のクリニックを訪れる患者さんには、内視鏡などの専門検査の前にかならず心電図やエコー検査で循環器疾患の有無をチェックします。消化器系以外の病気の疑いが少しでもあれば、信頼できるほかの診療科の専門医に直接電話をして患者さんを紹介します。その場合にもよいといわれる病院に紹介状を書くのではなく、よい医者に紹介するのです。

掛谷先生は30年ほどの臨床経験の中で、信頼できる医者とネットワークをつくり、「この病気であれば、どの専門医に紹介すればもっともよい治療を自分の患者さんに提供できるか」ということを常に心に留めて診察に当たっています。

健康維持は基本的に自己責任です。よりよい生活習慣を築くのも、医者を選んでアドバイスを求めるのも本人次第です。自分の身は自分で守るという気持ちを持つことも、活力ある人生を実現する秘訣だと私は思っています。

◆◆◆◆

## 苦労を楽しい記憶に変えると、健康維持の努力も楽しく続けられる

ここまで、循環器系疾患のリスクについていくつか紹介してきました。加齢によって体調に不具合が出ることはある程度やむを得ないことでしょう。しかし、本章の冒頭にも述べたように、かならずしも加齢ばかりが影響しているわけではありません。実年齢は50歳でも、血管年齢は70歳という人はいますし、逆に私のように、70歳を過ぎてもいまだに血管年齢が50歳という人もいるのです。

30代、40代の体は取り戻せないともいいましたが、逆にいえば、いくつになっても50代くらいの血管年齢なら十分に維持できるということです。

生活習慣を変え、自律神経を上手にコントロールし、それまでの不健康な生活から抜け出すには一時的な苦労や我慢も必要になるかもしれません。今日、生活

習慣を変えたからといって、明日には血管年齢が若返る、というわけにはいかないのです。血管を若返らせるためには、「運動」「自律神経の閾値を高める」「食事法」の三つの要素が必要となります。

一つ目の「運動」は、激し過ぎても心臓に負担となるので適切ではありませんが、のんびり歩くだけでも効果がありません。普通に歩いている状態よりも拍出量が増える軽いジョギングや強めのウォーキングをするなどして、血管が筋肉に血液を送るように仕向けることで、初めて心臓も血管も鍛えられるのです。強度の高い運動を急に中止すると筋肉内に血液が留まることで疲労物質が蓄積し、回復が遅れることもあります。これを緩和するには、急に運動を中止せず、少しずつ運動強度を下げていくクールダウンの時間が必要となります。

二つ目の「自律神経の閾値を高める」ためには、血管を収縮させるのが交感神経、血管を拡張させるのが副交感神経、という原理を理解したうえで、血管を締めて開く、締めて開くの繰り返し、すなわち血管の「拍動流」を保つことが大切です。

拍動流とは、心臓の拍動を受けて、動脈がうねうねと波打つように動き、血液が流れていくことです。そしてこの拍動流があることによって、より隅々の組織にまで血液を送ることができます。

また、血流がスムーズであれば血管の柔軟性が保たれ、動脈硬化を予防することもできます。自律神経の閾値を高めると血管が若く強くなるとはそういう意味です。自律神経を鍛える方法として、もっとも大切なのは感動をテーマに生活することです。仕事や子育てから解放されたからといって、無為に日々を過ごすようなら、感動とは程遠い生活になってしまうでしょう。

三つ目の「食事法」とは、食のコントロールのことで、糖やコレステロールの少ないさらさらの血液をつくり、血管壁が傷つかないようにすることで血管力を高めるのが目的です。しかしこれも、長年の食の嗜好《しこう》——たとえば脂や塩分が多い食べ物への執着を変えるのは難しいものです。「嗜好」を変えるには「思考」

を変えることが必要で、まずはどんな食事が血管に悪いか、どんな食事が血管によいかを知識としてしっかり頭に入れなければなりません。

このようにみていくと、健康になるのにもやはりそれなりの努力がいることがわかります。「努力するなんてめんどうだ」と思っている人は、こんなふうに考えてみてください。

私たちは「楽しかった」「嬉しかった」という記憶を積み重ねて生きています。多少の苦労はあっても、そのあとに「よかった」という気持ちになれれば、それが一つの記憶となって、今度はそれが楽しみに変わります。そして、またやってみようという気持ちになります。そうやって苦労を乗り切りながら生きてきたのではないでしょうか。

ちょうど、山登りをして素晴らしい景色を目の前にしたら、この景色を覚えておこうと感じるのと一緒です。この記憶があるから、また山に登ろうと思います。

「若い頃の苦労は買ってでもせよ」ということわざも、私はそのように解釈しています。早いうちに始めた努力は、かならず将来、大きな成果となって返ってきます。

そして、苦労の末に味わった「楽しい」「気持ちいい」というイメージをつくるのも、自律神経の働きなのです。苦しいことも楽しいこともたくさん経験してきた高齢者の「思考」は、こういうときにかならず活きてくるはずです。

## 普段より深めの呼吸でする運動が健康を維持する

運動はやり過ぎれば不整脈が出たり、心肥大になったりします。最近は健康志向のせいか、激しく息を切らしながら汗だくになってランニングをする中高年をよく見かけますが、心臓への負担は相当なものでしょう。欧米では、このようなランニングの方法は危険であるとして running to death といった表現で警告を発しています。

本書で繰り返し述べている「適度な運動」の定義を、ここで明確にしておきましょう。それは「有酸素運動」です。

有酸素運動とは、運動中の呼吸を普段よりも深めにし、たくさんの酸素を取り込みながら行なう運動です。このとき十分に取り込まれた酸素は、体内の糖質や脂肪をエネルギー源として燃焼するときに使われ、ゆっくりと効率的にエネルギーを作り出します。

また、体内に乳酸を生じないために疲れが蓄積しにくく、途中からエネルギーが徐々に体脂肪に切り替わっていくため、長時間の運動が可能です。ポイントは、激しいとまではいかず、ややきつい、といえるくらいで運動することです。ウォーキングやジョギング、サイクリングなど、反復する動作を一定時間続ける運動を思い浮かべてもらえばわかりやすいと思います。それに対して、無酸素運動は運動中にほとんど呼吸しない、いわゆる激しい運動です。100メートル競走や短距離競泳などはその典型的なスポーツでしょう。

とはいえ、もともと運動を苦痛に思っている人が、有酸素運動をしなさいといわれても負担に感じるだけでしょう。そこで、最初から高い目標を設定することはしません。まずは、少し外を歩いてみましょう。最初は15分程度でOKです。

実際に歩いてみると「新緑がきれいだ」とか「暖かくなって爽やかな風が吹い

ている」とか、「こんなところにおしゃれな店があるんだな」とか、わずかな時間のうちにもいろいろな情報が五感を通じて体の中に入ってきます。そうしたら、歩いたこと自体の爽快感にこうした気持ちよさも加えた記憶が残っているうちに、また少し歩いてみましょう。

これを何度か繰り返しているうちに、いつしかひとりでに体を動かしたくなっているはずです。15分が楽に歩けるようなら、次は30分、さらに1時間と、少しずつ増やしてもよいでしょう。

歩いていて気持ちよくないと感じたら、オーバーペースになっているサインなので、歩く速度を少し落としたり、途中に休憩をはさんだりしても構いません。

ただし、毎日欠かさないことだけは守ってください。大切なのは、少しでもいいから外に出て、有酸素運動を続けることです。1日休めば、翌日も億劫になり、またその次の日も……というように、習慣化できなくなってしまいます。

日頃から運動意欲を高める工夫も必要です。それには、ストレスをためないことが一番です。好きな音楽を聴いたり読書をしたりすることで、徐々に運動しようという意欲が湧いてきます。音楽鑑賞や読書が運動意欲を呼び起こすというのは意外に思えるかもしれませんが、リラックスすることで副交感神経が働き、そうした気分になってくるのです。

もちろん、交感神経が働くことで運動意欲が湧く場合もあります。テニスやゴルフなどのスポーツ中継をテレビで見ていると、心拍数が上がり、それがきっかけとなって体を動かしてみようという気になるものです。

このようにして最初は負荷を気にせずに歩くだけにして、慣れてきたら少しずつ負荷をかけ、習慣化したらしっかりと負荷をかける、という流れで長く運動を続けていきましょう。

有酸素運動に最適な方法として、私はパワーウォーキングをおすすめします。パワーウォーキングは運動生理学と医学的見地にもとづき、骨格を正しく使いながら心臓をケアし、代謝を効果的に上げる歩き方です。年齢に合わせた目標心拍数でウォーキングをすることにより、必要な酸素を100パーセント取り込むことができるので、心臓にも負担がかかりません（パワーウォーキングの詳しい方法は152ページで紹介しています）。

◆◆◆◆

## 呼吸のコツは吸う時間を短くして、吐く時間を長くすること

かかりつけ医を持って、病気になる前から定期的に健康チェックを受けることは大切ですが、ちょっとした不調程度で病院にかかってばかりいると、自然治癒力を弱めるので、それも問題です。それよりはまず、自律神経を鍛える方法をできるだけ多く試すことのほうが、効果が期待できます。

そこでもう一つ、いくつになっても手軽にできる、呼吸法を使った自律神経の鍛え方を紹介しておきましょう。呼吸とは、息を「吸う」と「吐く」という二つの行為の総称ですが、そのうちの「吸う」は能動的、したがって、交感神経が優位になります。それに対して「吐く」は、受動的なので副交感神経が優位になります。深呼吸をするのは、ゆっくり大きく息を吐くときに副交感神経を刺激する

ことで、リラックス効果が期待できるからです。

仕事の疲れを感じたときや、神経が高ぶっているときなどに、深呼吸をしてみましょう。交感神経が優位になった心身がリラックスし、副交感神経が十分に働いてくれます。

息を吸うと、横隔膜がぐっと下がり、胸郭が広がるのが感じられると思います。十分息を吸ったあと力を抜くと、横隔膜と胸郭が元の位置に戻り、空気が外へ吐き出されます。

ラジオ体操など、軽い運動をしながら行なう呼吸は副交感神経を刺激しやすいのでぜひ実践してみましょう。このときの呼吸のコツは、「吸う」と「吐く」を1対2くらいの割合で行なうことです。

吸う時間を長くして、吐く時間を短くすると、空気が肺の中に残ってしまうため、そのあと十分に吸うことができません。副交感神経を刺激する「吐く」を十分に行なうためには、酸素を効率よく取り込むことが大切なのです。

◆◆◆◆

## サウナを活用して熱中症を予防する

自律神経がうまく機能していないと暑さ寒さに体が対応できずに健康を損なうこと、その原因の一つがエアコンの普及であることは第1章で述べました。運動しても汗が出なくなってしまっているような、体温調節機能がうまく働いていない人は、体の内部に熱がこもってしまい、熱中症になりやすいので、できるだけ早急に改善しましょう。

サウナは自律神経を鍛えるのに効果的です。健康意識が高いドイツにも療養型温泉施設は多く、老若男女、誰もが気軽にサウナを活用していました。

サウナのように非常に高温の部屋でじっとしていると、自律神経は体温を調節しようとがんばります。すると、体の外へ大量の汗が流れだし、体温が下がります。交感神経と副交感神経が協力し合って、体温が上がり過ぎる危険を回避するわけです。

最初は無理に自律神経を働かせるわけですから、ボーッとのぼせてしまうこともあるでしょう。しかし、これを定期的に繰り返すうちに交感神経と副交感神経の働きがちょうどよいバランスを保つようになり、自律神経が整ってきます。

サウナで自律神経を鍛えるコツは、高温と低温を交互に繰り返すことです。90℃前後のサウナに5分間入浴したら、冷水シャワーを3分間、あるいは水風呂に1分間入浴します。外気を浴びるなどして3～5分ほどの休憩をとります。間に休憩をはさむことで全身がリラックスし、自律神経が整います。ここまでのセットを5回ほど繰り返してください。効果がありそうだからといって、立て続けに加熱と冷却だけを何度も行なうのは逆効果なので気をつけましょう。

大量に汗をかくので、入浴前にたっぷりと水分補給することも忘れずに。また、毛穴に詰まった汚れを洗い流してからサウナに入ると、汗が出やすくなります。

◆◆◆◆

## 血管を若返らせるストレッチ、マッサージ

ストレッチには、血行の改善、筋肉や関節の緊張緩和、神経機能の正常化、筋萎縮の予防など、高齢者が健康を維持するのに大切な効果がたくさんありますが、とくにここで注目したいのは血管力の強化です。体が硬い人は動脈硬化が進みやすいというのをご存知でしょうか。血管壁は前にも述べたように内・中・外膜の三層構造になっていて、中膜は筋肉でできていますから、ここが硬くなっていると血管の弾力性が失われ、拍動流で血液を隅々まで送り込むことがうまくできなくなります。

動脈硬化の進行を抑えるためにも、ストレッチを積極的に取り入れてみましょう。体の中でよく使う部位とそうでない部位は、人によって違います。あまり動

かさない部位や、逆に負担をかけ過ぎている部位の筋肉が硬くなっていることが多いので、そこを重点的にストレッチします。

私の場合、手術などで立ちっぱなしの時間が長いので、腰や背中に負担がかかり、姿勢がくずれる傾向があります。ですから、姿勢のくずれを矯正するために体幹の筋肉を中心としたストレッチを心がけています。

痛みがあるのに、無理に体を伸ばそうとする必要はありません。ゆっくりと関節を曲げ伸ばしして、気持ちよさを味わえる程度に行なえばＯＫ。普段から運動不足の人は、膝の屈伸や、腕を伸ばして壁に手のひらを押しつける動作をするだけでも、じんわりと血の巡りがよくなっていくのを実感できるはずです。1動作につき、20秒くらいの時間をかけて行なうのが目安です。

忙しいときや、全身を使った運動ができないときには、手先を使った運動だけでも実践しましょう。

正常な血管は、脈圧が大きく、血液がスムーズに流れています。脈圧とは、心臓がギュッと縮んで血液を動脈に送り出したときの収縮期血圧（上の血圧）と、心臓が拡張して血液をため込むときに動脈にかかる拡張期血圧（下の血圧）との差のことです。この差が大きいほど血液が波打って運ばれるため、血管内膜にある内皮細胞が刺激され、一酸化窒素（ＮＯ）が血中に放出されます。ＮＯは、血管内に悪玉（ＬＤＬ）コレステロールが沈着したり、血管内が酸化したりするのを防ぐ作用があるので、これが増えれば動脈硬化が防げるのです。また、血管の中膜を拡張させるため、それによっても血液の循環は向上します。さらに、血管内の酸化の防止は美容効果も発揮してくれます。

手先を使った運動は、この血液循環を末梢の血管まで行き渡らせることで脈圧を高める効果があります。自分の指先（つめの部分）を1本ずつ、もう片方の手で10秒ずつ揉《も》んでみましょう。1本につき10秒、これを1往復行なったら、次は反対側の指先も同じ要領で揉んでいきます。すると、手先がポカポカと温かくなってくるのが感じられます。

両手の指先を揉み終わったら、左右の手を組み合わせて手首をぐるぐると回しましょう。
末梢まで血流が届いている手は、赤みを帯びているのではっきりとわかります。余裕があれば、両足のつま先も同じ方法で揉めば、さらに末梢の血管が刺激されて血流がよくなります。

**第3章のまとめ**

- 自律神経が整えば、実年齢が70歳でも50歳の血管になる
- 運動や食事法をフル活用して血液循環をよくする

コラム

## 医学の豆知識

**Q 足がしびれて困っています。**

**A** しびれには大きく分けて二つの原因があります。一つは、血流が悪くなり、足の筋肉に酸欠が生じることによるもの。歩き続けられなくなるほどの痛みをともない、立ち止まってしばらくすると、また歩けるようになるような状態は、間欠性跛行《かんけつせいはこう》といい、下肢動脈の閉塞が原因です。このような場合には血管を拡げたり、バイパスしたりする手術を受ける必要があります。

もう一つは坐骨神経によるものです。腰の骨（腰椎）の変形や骨折、または脊椎間の狭窄で神経が圧排されて大腿から足にかけてしびれが走ります。症状が強い場合には脊椎管《せきついかん》を拡げる手術が有効です。

第4章

# 健康寿命を延ばす生活習慣

◆ ◆ ◆ ◆

## 健康な体を得るために いまの自分に足りないものを知ろう

私たちは、ある日何の前ぶれもなく重い病気にかかるわけではありません。不健康な食生活やストレスの多い仕事環境のせいで、知らず知らずのうちに自律神経が乱れたり、動脈が硬くなったり……。そんな生活を何年も続けることで、心筋梗塞やがんといった病気を発症するのです。

本人は、病院に行って初めてその事実を告げられるので、突然病気になったと感じるかもしれません。しかし、実はそれ以前から、さまざまな兆候があったはずなのです。

医者は、病院を訪れた患者さんの体のことしか診断できません。とくに高齢者の場合、本人がはっきりとわかるほど重症化してから病院に行っても、間に合わない場合があります。医者が行なうのは症状をなくすための治療であって、病気の原因となった生活習慣を改善することはできないのです。

ようするに、自分の健康は自分で管理しなければならないということです。第1〜3章では、そのための基本的な考え方を中心に説明してきました。そこで最後に、これまでの説明を踏まえたうえで、より具体的な生活習慣の整え方を提言していきたいと思います。

病気にならない生き方を実践するための、すべての基本となるのが自律神経を鍛えるということです。そのために必要な生活習慣を改めてまとめると、以下のようになります。

1. 生活のリズムを整える
2. 食事は適量を守る
3. 運動をする

4. 五感を働かせる
5. 呼吸を意識する
6. 感動する
7. 情熱を持つ
8. 薬に頼り過ぎない
9. リラックスする

人の体は、自律神経を構成する二つの神経、すなわち交感神経と副交感神経がちょうどよいバランスを保つことで健康を維持しています。しかし、自分がどんな状態なのかはわかりにくいものです。次ページに、あなたが交感神経と副交感神経のどちらが優位になっている状態かを診断するチェックリストを掲げました。自分のバランス状態を知るための参考にしてください。

## 交感神経／副交感神経　優位度チェックリスト

次の項目のうち、当てはまるものにチェックをしてください。

A

- [ ] 興奮しやすい
- [ ] 寒さに弱い
- [ ] 風邪をひきやすい
- [ ] 便秘症
- [ ] 就寝、起床が遅い
- [ ] 神経質な性格
- [ ] 血圧が高い
- [ ] 仕事に夢中になる

B

- [ ] 感動しやすい
- [ ] よく汗をかく
- [ ] 美食家
- [ ] 旅行が好き
- [ ] お風呂で長湯する
- [ ] 絵画や映画を鑑賞するのが好き
- [ ] 脈拍が遅い
- [ ] 休暇を大事にする

AとBの項目に、それぞれいくつチェックがつきましたか？　その数によって、あなたの現在の状態がわかります。

Aが5個以上当てはまる⬇交感神経優位
Bが5個以上当てはまる⬇副交感神経優位
AとBが4個ずつ⬇バランスがよい状態
AとBのいずれも4個以下⬇全体的に自律神経の働きが後退

AとBが4個ずつの人は、いまの生活スタイルを維持していくとよいでしょう。それ以外の人は自律神経のバランスが乱れていることを自覚して、生活習慣を見直せば元気で長生きできます。この章で挙げた点に気をつけながら、自律神経を鍛えましょう。

なお、AとBのいずれも5個以上の場合は、Bのほうが多いのであれば問題ありませんが、Aのほうが多いときはAの要素を減らすように心がけてください。

◆◆◆◆

## 睡眠時間は1日5時間、ただし早寝早起きをする

睡眠時間は、ただ長くとればよいというものではありません。人間の体は、日が昇ってから沈むまでの自然のサイクルに沿って働くようにできています。したがって、夜行性でもない人間が夜中に活動しても、能率が悪いだけです。

適正な睡眠なら、1日5時間もあれば十分です。もし、1日8時間寝ているのに体がすっきりしないのなら、それはよほど睡眠の質が悪いか、適切な時間帯に寝ていないせいでしょう。人間の理想的な睡眠時間帯は、血圧が下がり始める22時頃から、血圧が上がり始める5時頃までです。とくに、22時〜2時は、副交感神経が優位になり、体がもっとも休まります。

ベストな時間帯を確保したら、寝つきにも注意してみましょう。

食後はアドレナリンが出て血圧も高くなるので、寝る直前には食事をしないようにしてください。私はどうしても抜けられない会食でもない限り、20時以降に食べることはありません。

睡眠中、酸素を十分にとれる環境も大切です。私がドイツで暮らしていた頃は、外気が零度以上なら、かならず窓を15センチメートルほど開けていました。慣れてくると寒さはそれほど感じませんし、目覚めもよく、快適な朝を迎えることができます。

リラックス効果のあるアロマやお香を使えば、寝る前に副交感神経が刺激されてさらに質の高い眠りが期待できます。

朝寝坊や週末の寝だめで睡眠不足を解消することはできません。どうしても眠れないときでも、朝5時には起床することを心がけてください。数日は昼間つらいかもしれませんが、無理して起きているうちに、夜は自然と眠くなってくるはずです。

## 朝食と夕食は軽めに、昼食は多めに

食事は、睡眠と同様に1日の活動リズムに適した方法で、代謝や血流をよくすることも考えながらバランスよく栄養補給することを心がけましょう。

昼食をしっかりとれる人は、朝は軽めでも構いません。

ただし、炭水化物に偏り過ぎると、血糖値が急に上がり、これを下げるためにインシュリンが多く分泌されて午前のうちにまた眠くなってしまいます。炭水化物をとる場合でも小麦粉よりライ麦など、ビタミンB群や食物繊維を多く含む穀物を主体とするとよいでしょう。

ビタミン豊富な果物も、新陳代謝を促進するためおすすめです。血の巡りがよくなるので、1日の活動を始める朝にはぴったりの食品です。ドライフルーツでも構いませんが、砂糖入りのものは避けてください。果糖だけなら血糖値の上昇が緩やかです。

もっともエネルギーを必要としているのは昼間ですから、三食のうち昼食の量を多めにして、バランスのよい食事をとるようにします。タンパク質、糖分、脂肪分を満遍なくとるようにし、これらにビタミン補給のための野菜料理を加えれば完璧です。

仕事をしている人は外食が中心となるでしょうが、ここでも炭水化物が多いラーメンやうどんだけで済ませずに、肉や魚などのタンパク質が豊富なランチを選ぶようにしましょう。

夕食は、就寝時間から逆算して、3時間前には食べ終わるのが理想です。たとえば22時に寝る場合なら、19時には食べ終わるようにしてください。夜遅くに食事をとると、アドレナリンがたくさん分泌されて体が就寝態勢をとりにくくなります。

また、食べ過ぎるとアドレナリンが分泌されやすくなるので、食べる量を昼間より少なくすることも大切です。

結論として、朝と夜は軽め、昼は多め、ただし、いずれの食事も炭水化物よりはタンパク質とビタミンを多くとるようにするのがよいということになります。

◆◆◆◆

# 食品を選ぶときは「おさかなすきやね」

自律神経が乱れるとコレステロールが増えるリスクがあります。とくに悪玉（LDL）コレステロールは増え過ぎると動脈が硬く、狭くなるため、動脈硬化を起こしやすくなります。ただし、コレステロールには細胞や血管壁をつくるという大切な役割もあるので、不足すればかえって血管が破れやすくなるのです。

このように、LDLコレステロールも基本的には血管をつくるうえで必要なコレステロールですから、それ自体を減らすよりも、LDLコレステロールを回収して肝臓に運ぶ働きのある善玉（HDL）コレステロールを増やす工夫をするべきでしょう。

HDLコレステロールを豊富に含む食品を覚えておくコツは、「おさかなすきやね」です。

**お**　お茶
**さ**　魚
**か**　海藻
**な**　納豆
**す**　酢
**き**　きのこ
**や**　野菜
**ね**　ねぎ

お茶に含まれる渋み成分のカテキンは、コレステロール値、中性脂肪、血糖値を下げるほか、抗酸化作用もあります。

魚がコレステロール値を下げるのは、DHA、EPAといった不飽和脂肪酸が血流をよくするためです。

海藻に多く含まれる水溶性食物繊維は、中性脂肪を吸着して排出します。また、海藻には代謝を促進するミネラルも豊富です。

納豆は、脂質代謝を促すビタミンB2が豊富なうえに、ナットウキナーゼと呼ばれる酵素に血栓を溶かす働きがあります。

酢や梅干しに含まれているクエン酸には、赤血球の変形能を高める働きがあります。変形能とは、赤血球が毛細血管まで入っていけるよう柔軟に変形できる度合のことで、一般に「血液がサラサラ」という表現をするときは、赤血球の変形能が高いことを意味します。

きのこが豊富に含むのは、β-グルカンと呼ばれる水溶性食物繊維の一種です。これも、コレステロール値や血糖値を下げる効果を持っています。きのこのほか、大麦にも多く含まれていることがわかっています。

野菜は、ビタミン、ミネラル、食物繊維がいずれも豊富なので、1日350グラム以上の摂取を心がけてください。とくにトマトには、強い抗酸化作用を持つリコピンが入っているので、酸化したLDLコレステロールによる血管壁硬化や損傷を防ぐ効果が期待できます。リコピンは乳製品を合わせてとるとさらに吸収がよくなるので、私はトマトにモッツァレラチーズをのせてオリーブオイル、塩・こしょうをかけるイタリア料理の代表的なサラダ「カプレーゼ」をよくつくります。

ねぎをほかの野菜と区別しているのは、「アリシン」というほかの野菜にはない成分が含まれているからです。アリシンには、善玉（HDL）コレステロールを増やす働きのほか、免疫細胞の一つであるNK（ナチュラルキラー）細胞の働きを促進する作用もあります。

ねぎ以外では、ニンニクやタマネギにもアリシンが豊富に含まれています。

コレステロールは減らし過ぎないほうがよいと述べましたが、それでも鶏卵、魚卵、脂の多い肉などコレステロールを多く含んだ食品に偏った食べ方は避けるべきでしょう。

ただし、これらの食品を制限するだけでは不十分で、炭水化物も併せて控える必要があります。エネルギーとして消費しきれなかった炭水化物（糖）は、肝臓で中性脂肪に変わるときにコレステロールにもなります。消化しきれないコレステロールは脂肪として蓄えられ、高脂血症の原因となります。

## 適度な有酸素運動をする（パワーウォーキング）

運動は、単純に筋力を強化する効果もありますが、それ以上に自律神経を鍛えるという効果があります。

たとえばマラソンランナーが血圧や脈拍をそれほど上げずに走り続けられるのは、トレーニングを通じて交感神経に副交感神経がついてきているため、末梢血管が開くからです。副交感神経が作用することでエンドルフィンが出て、ますます走ることに気持ちよさを感じます。これがいわゆるランナーズハイの状態です。

ただし、日頃運動不足の人や高齢者が、いきなり負担の大きいランニングをしても、かえってストレスになるだけです。そこで、心臓に負担がかからない有酸素運動で、少しずつ負荷をかけていくのに最適なパワーウォーキングを紹介しましょう。パワーウォーキングは、モスクワ・オリンピックで金メダルを獲得した元競歩選手ハートヴィッヒ・ガウダー氏が、自らの競技経験と2度の心臓手術を受けたあとのリハビリ経験を通じて考案した運動方法で、循環器系の病気の予防に最適なので私も実践し、多くの人にもすすめています。

パワーウォーキングの基本的な手順は、次の通りです。

①姿勢をまっすぐにして、軽くこぶしを握ってひじを直角に曲げる
②普段の1・5倍ほどの速さで歩く
③かかとから着地したら、足裏全体を使って前方に重心移動していく

15分ほど歩いたら脈を測り、目標心拍数になるようにウォーキングすることで体に最適な有酸素運動を行なうことができます。有酸素運動の目標心拍数（1分

間当たり）は、次の数値を目安にしてください。

40歳　108〜135
50歳　102〜128
60歳　96〜120
70歳　90〜113
80歳　84〜105

計算式：(220－年齢)×0.6〜(220－年齢)×0.75

（参照：『心と体が軽くなる！　パワーウォーキング！』ハートヴィッヒ・ガウダー著　綜合社　2008年）

無理して速く歩くよりも目標心拍数で歩いたほうが代謝はアップし、効率よく脂肪が燃焼します。また、体に必要な酸素を100パーセント取り込むことができるため、心臓にもあまり負担がかかりません。

足裏全体でなくかかとから着地するのは、そのほうがふくらはぎの運動量がアップするからです。ふくらはぎは、下半身にたまった血液を心臓に戻すポンプの働きをしているため、「第2の心臓」とも呼ばれています。ふくらはぎの筋肉が弱ると末梢の血液が心臓に戻りにくくなるため、心臓に負荷がかかり、全身の血流も悪くなってしまうのです。

よく、ウォーキングの際に歩数や距離を気にする人がいますが、それよりは脈拍のほうが大事です。

脈拍を測るときは、手のひら側の人差し指から手首方向へ延長した線と、手首が交差するあたりの橈骨《とうこつ》動脈を使います。ここに人差し指・中指・薬指の3本を強めに当てて、15秒間脈拍を数えましょう。その数字を4倍すれば、1分間当たりの心拍数となります。

目標心拍数を超えていたら歩くスピードを落とし、下回っていたらスピードを上げます。運動を習慣化するには、時間を先に決めておくのがコツです。十分に時間がとれないときは15分間だけでもＯＫです。

それ以上できるときは、最初の15分間で目標心拍数の上限に合わせた速度で歩き、次はそれよりも心拍数を抑えた歩き方をするなど、運動量を調節してもよいでしょう。毎日できればそれに越したことはありませんが、週２〜３回でも効果は十分に期待できます。

一つ注意しておきたいことがあります。普段から高血圧や不整脈などの薬を服用している人は運動してもあまり脈が上がってこないことがあります。その場合には平常時の20〜30パーセントを目安に運動するといいでしょう。

あくまで目標心拍数の範囲内で運動を続けるのが目的です。無理せず、続けることを重視しましょう。

## 休日は「ゆっくり活動」しながら疲れをとる

平日に仕事などで忙しくしている人は、休日になったら少しでも休みたいと考え、外出なども控えるかもしれません。

しかし、それはずっと交感神経が優位な状態のまま休みに入ったため、まだその状態から抜け出せていないだけです。副交感神経の閾値を高めなければ、交感神経過多によってたまった疲れはとれません。朝寝坊して体力を回復しようとしても、人間の本能にそなわった生活リズムをくずすことになるので、逆効果です。

そこで休日は、副交感神経の閾値を高めることを目的に、積極的に活動するようにしましょう。

閾値が下がっている人こそ、休日は朝早くから1日を始めるべきです。平日5

時に起床している人なら、休日であってもせめて6時には起きましょう。私の場合、平日よりも休日のほうが早い起床を心がけているほどです。

休日の午前中は、まだ交感神経優位から抜け出せず、意欲が湧かないかもしれません。しかしそれは、交感神経が働いているせいで、体より頭のほうが疲れているのです。気持ちよく体を動かしているうちに、いつしか頭も軽くなってきます。そうなれば、交感神経も副交感神経も閾値が上がっていくことでしょう。

ただし、せっかくの休みだからと、平日にできなかったことをびっしり予定に組み込むのは禁物です。どんなに楽しいことでも分刻みのスケジュールを立ててしまうと、それをこなすのに精いっぱいとなり、気持ちが高揚して相変わらず交感神経が優位な状態となってしまいます。

趣味や買い物、外食など、楽しみのために積極的に動くのはよいことですが、あまり予定を詰め込み過ぎず、無理のない範囲で行ないましょう。これはパワーウォーキングなどの運動の考え方と同じです。

また、起床時間や食事の時間は平日と同じくらいがよいわけですが、それらを含めて平日と同じ生活圏内で過ごすのは、できるだけ避けたいものです。

たとえば、普段仕事で使っているパソコンが目に入るだけで、「何かメールが入っているかな」とか、「そういえば会議のプレゼン資料がまだできていなかった」とか、どうしても交感神経を刺激する記憶が呼び覚まされてしまいます。たとえそれが趣味であっても、インターネットの閲覧やSNSも極力控えたほうがよいでしょう。

理想は、6時に起きたら、軽めの朝食をとって7時半には家を出ることです。休日の朝は道も電車もすいています。空気も澄んでいるので、頭が冴え、行動的な気持ちになれます。

そんなときは、近場でもいいのでできるだけ自然の多い場所に出向いてみましょう。都会の喧騒《けんそう》から離れて過ごす休日は、交感神経に緩い刺激を与え、そこについてくる副交感神経をしっかり働かせるのに最適です。人や車で混雑した場所では交感神経ばかりがフル回転してしまい、こうはいきません。このとき、前項で紹介したパワーウォーキングを併せて行なってみるのもよいでしょう。

大切なのは、動くときに動いて、休むときにはしっかり休むという正常なリズムをこの休日に取り戻すことです。

まずは週に1日、かならずこうした休日を意識的に作り出すようにしてください。爽快感や心地よさを感じながら1日を終わることができたら、副交感神経が働いていた証拠です。

理髪店や美容院で頭髪を洗ってもらうと、自分で洗うときと比べて数段気持ちよいという経験を誰もがしているかと思います。自分で洗髪すれば手を上に上げて髪を洗う動作で交感神経が刺激されているので、気持ちよさは限定的です。しかし、洗髪をしてもらうと副交感神経がより刺激され、快感を覚えます。休日にやってもらうのもいいでしょう。

◆◆◆◆

# 朝食後にかならずトイレに行く習慣が便秘を解消する

3日以上排便がない、または1週間当たりの排便回数が2回以下の人は便秘です。便秘になると本来外に出すべき老廃物が体内に残ってしまいます。老廃物をそのままにしておけば毒素が増殖し、腸の壁に回っている血液の中に取り込まれ、それが血管を締めてしまいます。

すると、代謝が悪くなって糖分やタンパク質が分解されきれずに脂肪として蓄積され、肥満の原因となります。

また、末梢血管の循環が悪くなることにより、顔に吹き出物ができたり、手足の皮膚がガサガサになったりします。

消化吸収を行なう腸は副交感神経が作用していますから、便秘をしている人は交感神経が過多になっていることが考えられます。

とくに朝の準備に忙しくしている人は気をつけましょう。朝食の時間が満足にとれないほど慌ただしい状態では、副交感神経が十分に働かないからです。

便意があってもトイレに行かず、あたふたと外出するのは論外ですし、たとえ便意がなくても、朝食後にはかならずトイレに行く習慣をつけましょう。食後、便座に座ってホッと一息つく時間を設ければ、リラックス効果で腸の動きが活発になり、徐々に排便が安定してきます。

とにかくコツは、便意がなくても毎日かならずトイレに行くこと。便秘を軽く考えている人は多いと思いますが、自律神経が乱れ、生活習慣病から重大な疾患に発展する危険は十分あります。決して軽くみてはいけません。運動と食事法を併せて取り入れれば、より効果が期待できます。

## 温冷交代浴で体温調節機能を高める

129ページでサウナの体温調節機能を高める効果と入り方を紹介しましたが、それと同じ効果を家庭のお風呂でも実感することはできます。

初めに、少し熱めの湯船に浸かります。少し熱いと感じる温度は人によって違いますが、一般的には41〜42℃くらいです。

そのお湯に1〜2分間浸かったら、次は冷水です。水風呂用の浴槽を用意できるご家庭は少ないと思うので、冷水はシャワーで浴びてください。冷水と湯船の温度差は30℃くらいが理想です。

ただし、自律神経が整っていない人がいきなりそれくらいの温度の水を浴びてしまうと、冷た過ぎて体に負担がかかります。また、真冬の水道水は10℃以下まで下がることもあります。

自分の体の状態を考えながら、シャワーの水をぬるま湯になるように調節してください。

いきなり上半身からかけるのも刺激が強過ぎる場合があります。慣れないうちは膝下から始め、徐々に上へ向かってかけるようにしましょう。冷水シャワーを浴びる時間は10～30秒程度です。

以上を1セットとして、温水浴と冷水浴を計5回、全体としては10分くらいの時間をかけて行ないます。

冬の時期には最後はかならず冷水浴で終わるようにしてください。最後に冷水で毛穴を引き締め、血管を収縮させることにより、体内の熱が外へ逃げないようにするためです。夏なら逆に、温水で終わり、汗を出すようにします。入浴前と入浴後に十分な水分補給を行なうこともサウナのときと同じです。これで、冷えからくる体調不良や不眠などを解消することができます。

## やせているのに高血圧なら早寝早起きと運動を重点的に

塩分やコレステロールの多い食べ物を控え、しかもやせている、それなのに血圧が高めという人は、早寝早起きと運動の習慣を心がけてみてください。

塩分を控えても、やせていても、血圧が高いのは血管の弾力が失われているせいだと考えられます。

その人が太っているかどうかは、脂肪の吸収や排泄の機能の問題であり、やせていても毎日テレビの前でゴロゴロしているだけでは血管が硬くなってしまいます。そのため、太っている人と同じように血流も悪くなるのです。血流が悪くなれば、やはり血管の内膜にコレステロールや脂肪が沈着し、これがプラーク（粥腫）のもとになります。

つまりやせている人でも、突然心筋梗塞や脳梗塞になる可能性が十分にあるということです。早寝早起きを心がけて生活にリズムができれば自律神経が整い、これに加えて運動を行なえばさらに自律神経が鍛えられ、同時に全身の筋肉を使って血液を循環させるようになります。

よく「血圧は低いほうがよいのでしょうか？」という質問を受けますが、これはどのような理由から高いのかにもよります。

血圧にも個人差がありますから、一概に高いから悪いとは決めつけられません。多少高めでも、血管に弾力があり、血管壁にプラークや血栓ができていなければ問題はないでしょう。

血圧が高いからといって、それを下げる降圧剤を飲んだだけでは根本的な解決にはなりません。

やたらと薬を飲んで血圧を下げる前に、きちんと検査を受けてください。初期段階であれば、生活習慣を見直すほうが改善への近道となりえます。

## オンオフのスイッチを使い分けてストレスを軽減する

自律神経を乱す要因として、偏った食生活や運動不足と並び深刻なのがストレスです。人間はストレスを感じると血圧や脈拍が上がるので、医者にかからなくとも自分で診断することができます。不眠や食欲不振、耳鳴り、疲れやすさなども、ストレスのサインかもしれません。

ストレスとは、外部から受けた刺激に対する緊張状態のこと。外部からの刺激として挙げられるのは、天候や騒音といった環境的要因、病気や睡眠不足などの身体的要因、不安や悩みなどの心理的要因、仕事が忙しいなどの社会的要因です。

ストレスを軽減する最善の方法は、こうした刺激を取り除くことです。たとえば生活が不規則なら、これを規則正しいリズムに直せばいいのですが、中には単純に取り除くだけでは根本的な解決にならない場合もあります。

たとえば私が論文を書くときは10日に1回と決め、その間は集中しますが、それ以外は診療を終えるとテニスなどのスポーツをして頭をリフレッシュさせます。そうすればいろいろなアイデアが湧き、短い時間でも普段の何倍もはかどることが多いのです。論文を書かなくてはならないというストレスそのものが軽減されたわけではありません。しかし、フィジカルとメンタル両方の負荷に対して自律神経の閾値が上がっているという意味では、ストレスはなくならないけれど、ストレスに強くなっているとはいえます。

そこそこの負荷でだらだらと仕事をしていても、閾値は上がってきません。オンオフをはっきりさせることで、短い時間、集中する習慣をつけましょう。

ストレス解消のためにタバコやアルコールといった嗜好品《しこうひん》を求める人は少なくありませんが、どちらも健康に悪影響を与える可能性が大ですから、できるだけ別の方法で解消するべきです。

## 感動体験を増やし、五感を働かせる

運動が苦手な人、現在の健康状態からあまり活発に体を動かせない人でも、感動することで、ある程度は自律神経の閾値を高めることができます。しかも感動することと自体は難しい努力を必要としません。美しい花を見れば、誰でも感動するでしょう。ただ、いつも「花とは美しいものだ」などと考えているわけではないので、日常のことにかまけていると、つい感動することを忘れてしまうのです。

難しい努力は必要ないと述べましたが、ほんの少しの努力はいとわないようにしましょう。たとえばテレビの画面で桜を眺めても、たしかに感動はすると思いますが、それよりは外に出て、本物の桜を眺めたほうがもっと感動します。テレビで見ている以上に感動すれば、花見のあとも桜をきっかけとして、いろいろなことに興味が湧いてくるはずです。

「聞いたことのない鳥の鳴き声がするぞ」

「この花見客は、どういう集まりなんだろう」

「なんだかおいしそうな匂いがするぞ。何を食べているんだろう」

などと考える間に、さまざまな情報をキャッチしていますから、それだけ五感を働かせることにもなります。おいしそうな匂いに誘われ、ふらりと覗《のぞ》いた屋台で見たことのない料理を食べてみたら、あなたの嗅覚、視覚、味覚はフル回転するはずです。交感神経を鍛えたければ、こうした初めての経験を通じてとにかく五感を働かせてみましょう。

こういう形で交感神経を働かせるのは、そのあとに副交感神経もついてくるやり方なので、自律神経全体のためにもとてもよいことです。もう少し副交感神経の働きを活性化したいときは、細かいことを注意深く観察しようとせず、日常から離れた環境をボーッと味わうのがよいでしょう。

60代、70代になると、孫を生きがいにしようと楽しみにしている人も多いと思います。もちろん、孫の成長を間近で感じることもこのうえない感動体験には違いありません。小さな子どもと公園で遊んだり、彼らの目まぐるしい心身の変化を目の当たりにしたりすれば、五感も働くことでしょう。しかし、それはごくわずかな期間かもしれず、毎日孫と接する環境が用意されているとも限りません。それ以外で五感を使い、閾値を働かせるような経験をしておけば、孫と会ったときの楽しみや感動が倍増します。

まだ定年を迎えていない人なら、いまからなるべく定年後のことも考えて、自分が感動できることを確立しておくべきでしょう。趣味と考えるとお金がかかりそうですが（もちろん、それが可能ならお金でも何でもどんどん使えばよいと思いますが）、読書や絵を描くくらいなら、さほどお金は必要ありません。それでいて、これらの趣味には、お金には代えられないほどの豊かな可能性が詰まっています。

私の場合、それは美術鑑賞と結びつく場合が多く、長野県小布施町で開催されていた葛飾北斎の展覧会に足を運んだときは、書物で見たときとはまた違った感銘を受けたものです。

知人の身内の中には、退職後、地域のサークルに参加したり、自転車で単独の日本一周旅行をしたりと、とても充実した日々を忙しく過ごしている人もいます。この人は、定年前から、「退職したら、あれをやろうか、それともこれをやろうか」と、あれこれ思いを馳せて、その日が来るのを心待ちにしていたそうです。

60歳で定年となり、そのままぼんやりと10年も過ごしてきた人が、突然何かを思い立って行動するというのはなかなか難しいことです。自律神経を鍛えていないため、体調もくずしがちで、意欲も湧きにくいことでしょう。

ですから私は、定年前の人たちに「いまから定年後の楽しみを考えておきなさい」と、ことあるごとにすすめています。感動のヒントは身近なところにいくらでも転がっています。次項以降で、皆さんのこれからの過ごし方についてヒントとなりそうなことをもう少し紹介したいと思います。

## ラジオ体操をすると、血液の循環がよくなる

ラジオ体操は、国民の体力向上と健康の保持や増進の目的でつくられた体操で、現在の形のものは1951年からNHKラジオで放送されています。

学校や地域、職場など、さまざまな場所で行なわれながら今日に至っていますから、やったことがないという日本人はほとんどいないのではないでしょうか。

実際、ラジオ体操は誰でもできて、体の部位を満遍なく動かすため、とてもすぐれた運動といえます。

ですから私も毎朝ラジオ体操をしています。家の近くの公園には、放送開始時間の6時30分に合わせてラジオ体操をする人たちが集まりますから、私も6時には家を出て、散歩がてらそこへ行くのが習慣です。

自然と早起きの習慣がつきますから、夜も早く寝るサイクルが確立されていま
す。いまではラジオ体操をしないと1日が始まった気がしないほどです。

ラジオ体操は10分ほどの運動ですが、それだけでも酸素を消費して心臓の動きも早まります。朝起きてすぐの脈拍は、通常60くらいです。それがラジオ体操をすることで90くらいに上がるので、血液が全身に均等に流れて活動的になります。

血液循環がよくなることで胃が働きやすくなりますから、朝食をとる際の消化もスムーズになるでしょう。

ラジオ体操はロコモティブ症候群の予防にも役立ちます。ロコモティブ症候群とは、運動不足が原因で足腰の筋力が弱くなってしまった状態のことです。ラジオ体操を毎日続けるだけでも、足腰の筋力は少しずつ強化され、血管の弾力性も増します。

◆◆◆◆

## 近所の公園を歩いて脳に刺激を与える

どんな市街地にも公園はあります。草木や池などの自然と触れ合える環境をそなえ、誰でも気軽に訪れることができるので、自律神経を鍛える生活を習慣づけるのにも好都合です。

朝の新鮮な空気を吸いながら緑の中を散歩するのは、とても気持ちのよいものです。鳥がさえずっていると思っていても、毎日散歩しているうちに、「ピーピー」ばかりだったのが「ホーホケキョ」に変わっている。そんな発見も脳に刺激を与えてくれます。

気になる花が目に留まったら、「これはなんという花なのかな？」といった疑問も湧いてくるでしょう。

そんなときは、花の写真を撮ったり、スケッチしたりすると、視覚を刺激し、手先の訓練にもなります。これをもとに家へ帰ってから花の種類を調べれば、知識が増えますし、続けていけば立派な趣味になります。

出張などで遠くへ出かけた際には、それぞれの土地にある公園を訪れるという楽しみも生まれます。私は熊本に出張したときには水前寺成趣園《すいぜんじじょうじゅえん》、高松では栗林《りつりん》公園《こうえん》などを見学して四季折々の風景を楽しんでいます。

環境は自分でつくるものです。やる気次第でいくらでも自然と触れ合える機会はあります。

◆◆◆◆

## 美術館・映画館に行こう

芸術鑑賞も五感を刺激し、老化を防ぐのに効果的です。芸術というと、お金がかかる趣味だと思われるかもしれませんが、美術館や映画館の入場料はシニア割引を導入しているところも多く、高齢者が利用しやすい環境が整っています。

私は美術館を訪れた際、できるだけ有料ガイドを聞き、その作品がつくられた背景や心境などを、より深く理解するように努めます。感動した作品の作者については、あとで評伝を読んだり、作品の傾向を調べたりするのも楽しみです。

映画は、テレビと違って自分から能動的に映画館まで足を運ぶという点でも、また家庭のテレビでは味わえない迫力ある音と映像という点でも、五感を大いに刺激してくれます。また、脚本にも撮影にも手間暇をかけ、長く語り継がれるような作品を目指しているものが多いため、いろいろなことを考えさせる作品が多いという印象もあります。私が感銘を受けた最近の映画に『瞳の奥の秘密』（2009年、アルゼンチン）というものがありますが、これなどはサスペンス風のストーリーの中に死刑制度の是非に関する議論が含まれており、私自身とても考えさせられました。

映画以上に五感を刺激するのは観劇です。実際の俳優が目の前の舞台で迫真の演技を繰り広げる様子は、何回観ても同じ舞台でもその都度感じるものが違ってくるはずです。

ヨーロッパでは、平日でも仕事が終わったあとに食事をとり、その後コンサートや映画をゆっくりと楽しむカップルや夫婦がたくさんいます。アフターファイブは個人の時間なので、そんなときまで仕事のことを考えたりはしません。日本にもそうした文化が根づけば、もっと自律神経のバランスがとれた、豊かな老後を過ごす人たちが増えることでしょう。

◆◆◆◆

## バスや電車に乗って知らない場所を訪れる

旅行は、テレビやインターネットで見聞したこととは別次元の体験ができる貴重な機会です。

ヨーロッパ暮らしが長かった私は、スペイン・バルセロナに建築中のサグラダ・ファミリアを何度も訪れました。初めて行く場所は、それだけで見るものすべてが新鮮で、五感が刺激されっぱなしです。いまから約40年前、サグラダ・ファミリアを初めて訪れた私がまさにそんな感じでした。それから何度足を運んでも、徐々に建設や改修が進んでいくので、そのたびに新鮮な驚きがあります。そこで働いている人に声をかけてみると、中には30年、40年と働いている人もいて、そこで生まれた出会いがまた、とても興味深いものでした。

一度旅行に出かけて、「案外つまらなかった」と思っても、何度か同じ場所を訪れるうちに感動が深まるということはよくあります。どんなことでも、最初は誰もが何も知らない状態から始まるのです。

少なくとも一度は興味を持ったわけですから、その人の心に響く何かがあったのでしょう。その出会いをできる限り大切にしてほしいと思います。

最初は手軽な日帰りツアーでもいいのです。億劫がらずに、好奇心を持って外へ飛び出した自分を誉めてあげてください。

興味が持てれば、次は自分で目的地までのルートを調べ、乗り物のチケットや宿泊先の予約などにも挑戦してみましょう。それが一つの自信や余裕につながり、もっと面白い体験をしたいと思うようになるはずです。

◆◆◆◆

## 新しい出会いを大切にし、脳細胞を活性化させる

多種多様な人たちと交流し、新しい情報を仕入れるのは想像以上に脳細胞を活性化させます。日本では、仕事をしているときは職場の同僚、定年後には家族と過ごす時間が長く、知らない分野の人たちと交流する機会が極端に少ないのではないでしょうか。

これまでに出会ったことのないタイプの人と話す機会を持つには、見ず知らずの人に話しかけても不自然ではないパーティーに参加するのがおすすめです。

日本でパーティーというと、結婚披露宴や会社の記念行事などを想像しがちですが、ドイツでは意図的に異業種の知人や友人を集めて行なうことが多いのです。

そこで意気投合した人とは、「次は私が主催するパーティーにも来てください」

ということになり、そこからさらに新たな出会いの場も生まれます。ほとんどのドイツ人は、このような形でさまざまな人と出会う機会を、年に10回は得ているでしょう。私も以前、パーティーの場でハンターを生業にしている人と出会い、外気温が10℃くらいの真夜中に山へ入って動物を狩る様子を、興味深く聞いたことがあります。日本で異業種の人と気軽に交流できるパーティーが開かれるチャンスはなかなかありませんが、これからもっと変わってくれればよいと思います。

そういう経験をしていましたから、私は日本の友人からゴルフコンペに誘われた際も、医者しか参加しないならやりたくないと伝えました。こうして開催されたコンペには、医者は私とその友人だけで、あとはうなぎ屋さんとか大工さんとか、総勢20名ほどの実にバラエティ豊かな顔触れとなったのです。

これまで常識と思っていたことが、ほかの職業の人にとってはまったく常識ではないということがわかっただけでも新鮮な驚きがありますし、それがまた、いままでの常識に囚われない新たなアイデアが生まれるきっかけにもなるのです。

◆◆◆◆

## テレビを見るより
## ラジオを聞くほうが思考する習慣がつく

五感を働かせるというと、視覚、聴覚、触覚、味覚、嗅覚のすべてを同時に働かせたほうがいいと思うかもしれません。自然に触れる場合などは、たしかにそのやり方で効果が上がる可能性が高いといえるでしょう。

しかし、情報を入手するための手段を選ぶ場合は、かならずしもすべての五感を働かせたほうがよいとは限りません。

とくに、思考する習慣を意識的につけたほうがよい高齢者の場合、頭をボケさせないようにするための対策として、テレビよりラジオや新聞を活用することをおすすめします。

ラジオは、音声だけのメディアですが、たとえば天気予報で「気圧の谷や寒気または湿った空気の影響で雲が広がりやすく……」といっているのを耳にしたら、その天気図や実際の空の様子を頭の中の想像で補いながらイメージすることになります。

新聞なら、活字や写真の情報から、記事に登場する人物たちの話しぶりや、その裏に隠された真意を汲み取ろうとするでしょう。興味を覚えた記事は切り抜いて、あとで詳しく調べれば、さらに深く思考することができます。ですから私も、朝起きるとまずラジオのスイッチを入れ、続いて新聞を読むようにしています。

それに対してテレビは、音声と画像で情報が入ってくるため、かえって思考を働かせなくなります。見ているときはいろいろなことを見聞した気になっていますが、少し時間が経つと、何も覚えていないということもありがちです。

ただしテレビを見る場合でも、印象に残ったシーンや疑問に思った事柄についてメモをとりながらであれば、受け身で見るときよりもはるかに頭を使います。あとでメモを見返せば、忘れかけていたことも一生懸命思い出そうとするので、そこでまた脳細胞を働かせることになります。
私の知人で携帯電話を持たない人がいて、なぜ持たないかを聞いてみると「記憶力を衰えさせない努力をしている」ということでした。携帯電話の着信履歴や電話帳を使う習慣がつくと、電話番号を覚えておく必要がなくなるからです。その方は80歳を超える人ですが、いろいろなことに関心を持ち、記憶力が驚異的によいのです。

**第4章のまとめ**

- 五感を刺激すれば自律神経が鍛えられる
- 新しいことに挑戦し、ボケない老後を目指そう

# おわりに

心臓の病気は高齢者に多いという印象をお持ちの方はいらっしゃるでしょうが、心臓外科医の私は最近、立て続けに四十代の患者さんの緊急手術をしました。

現役でバリバリ働いている人だけでなく、さまざまな年代の人が会社や市町村ですすめられ、健康診断を受けています。その結果、多くの方が問題なしという評価で毎日の生活を続けておられます。しかし、そのような人が突然、心筋梗塞、動脈乖離《かいり》、脳梗塞といった病気で倒れ、再起不能となっているのはなぜなのでしょうか?

実は、健康診断に大きな落とし穴があるのです。血液検査、胸や胃腸のレントゲン検査、心電図などの検査を行なう一般の健康診断では、進行したがんや、重い心臓病などを見つけることができます。しかし、胃腸の初期がんは内視鏡検査でしか見つけられませんし、ましてや心臓や血管の病気は、発症して重症になるまで一般の検査では発見されずにいることがほとんどといっても過言ではありません。したがって家族歴や既往歴などに応じてがん検診、心臓血管検診、脳検診といった専門ドックが重要になります。

また、「血圧やコレステロール値が高いけれど、薬さえ飲んでいれば問題ない」と考え、生活習慣を見直そうとしない人も多くおられます。そういう方は病気に対する関心や知識（病識）があまりにもなさ過ぎると思います。

医者は病気になった人を助けられることもありますが、手遅れになっていて完全には治せないことも往々にしてあります。だとすると大切なことは病気にならない体をつくることではないでしょうか。「無からは何も生まれない」というように、努力なしには健康な体は得られません。

本書では健康な体をつくるために欠かせない、自律神経を鍛えることの重要性をまとめました。人間の体の持つ自然治癒力を最大限に発揮し、健康な体づくりのお役に立てていただければ幸いです。

〈著者プロフィール〉
**南 和友**（みなみ・かずとも）
ドイツ・ボッフム大学永代教授。大崎病院東京ハートセンター顧問。1946年大阪生まれ。京都府立医科大学卒業。1976〜2005年の30年間ドイツにて心臓血管外科医として活躍。1984年、州立バードユーンハウゼン心臓・糖尿病センター創設、主席心臓外科医となる。1989年、同センター副所長、臨床外科教授。2004年、ドイツ・ボッフム大学永代教授。2005年、日本大学医学部心臓血管外科教授（〜2010年3月）。2010年、医療法人北関東循環器病院病院長。2017年、大崎病院東京ハートセンター顧問。世界でもっとも多くの心臓手術、心臓移植を手がけている日本人外科医。これまでの30年間に執刀した心臓・血管・肺手術件数20,000例以上。著書に『こんな医療でいいですか？』（増補新装版・はる書房）、『解病〜病気から解放される生き方〜』『病気にならない歩き方』『老いるほど血管が強くなる健康法』（以上、アチーブメント出版）、『人は感動するたびに健康になる』（マキノ出版）、『日本の医療危機の真実』（時事通信出版局）などがある。

手術数20000超、
最強心臓外科医が教える
病気にならない自律神経の整え方

2018年7月10日　第1刷発行

著　者　南 和友
発行人　見城 徹
編集人　福島広司

GENTOSHA

発行所　株式会社 幻冬舎
〒151-0051　東京都渋谷区千駄ヶ谷4-9-7
電話　03(5411)6211(編集)
03(5411)6222(営業)
振替　00120-8-767643
印刷・製本所　図書印刷株式会社

検印廃止

万一、落丁乱丁のある場合は送料小社負担でお取替致します。小社宛にお送り下さい。本書の一部あるいは全部を無断で複写複製することは、法律で認められた場合を除き、著作権の侵害となります。定価はカバーに表示してあります。

© KAZUTOMO MINAMI, GENTOSHA 2018
Printed in Japan
ISBN978-4-344-03320-7　C0095
幻冬舎ホームページアドレス　http://www.gentosha.co.jp/

この本に関するご意見・ご感想をメールでお寄せいただく場合は、
comment@gentosha.co.jpまで。